LE MENTAL,
UNE PRODUCTION SOCIALE ?

Psycho - logiques

Collection fondée par Philippe Brenot
et dirigée par Joël Bernat

Sans exclusives ni frontières, les logiques président au fonctionnement psychique comme à la vie relationnelle. Toutes les pratiques, toutes les écoles ont leur place dans Psycho - logiques.

Dernières parutions

Rachel BARTHELEMY, *Le geste vocal et l'enfant autiste, À la recherche du lien perdu*, 2026.
Belin KOCABAS, *Liberté, égalité, plainte à volonté. Fin de la grève du bonheur*, 2026.
Geneviève MANOIS, *Puissance de l'envie*, 2026.
Rubia INFANTI, *Chacun peut devenir parent (même avec une histoire cabossée)*, 2025.
Gaëtane GRANGE-KNOPP, *La maison, ce grand corps vivant, Habiter son intérieur, habiter sa vie*, 2025.
Michel CLAES, *L'adolescence prolongée. Un temps d'accomplissements*, 2025.
Patrick VINCELET, *TDAH, HPI, HPE, zèbre ou enfant ludion. Leurs formes et leur complexité*, 2025.
Patrice CUYNET, Fatma DERBAL, *Le trauma familial face au cambriolage, Le « Chez-Soi » violé*, 2025.
Daniel SCHURMANS, *La folie, sens et souffrance, Essai d'interprétation anthropologique*, 2025.
Christian PELLOIS, *Modéliser en sciences humaines, Conceptions, mesures, analyses statistiques et sens possibles*, 2025.
Alexandra DE TROZ, *Le burn-out sexuel. Du désir épuisé au lien retissé*, 2025.
Aurima DILIENE, *Le mal fait du bien. Contes thérapeutiques pour les adultes*, 2025.
Jean-Yves DE LA CAFFINIERE, *Maîtrise de soi et transcendance sans Dieu*, 2025.

Hervé Hubert

LE MENTAL,
UNE PRODUCTION SOCIALE ?

L'Harmattan

5-7, rue de l'École Polytechnique, 75005 Paris
http://www.editions-harmattan.fr
ISBN : 978-2-336-56341-1
EAN : 9782336563411
Dépôt légal : février 2026

Le mental, une production sociale ?

Créée par le Dr Hervé HUBERT

Produite pour l'APPS par OCÉANS TÉLÉVISION

Dans le cadre de
ANALYSE PRATIQUE PSYCHO-SOCIALE

L'auteur des illustrations est Alain CHARREYRON.

INTRODUCTION

Lorsque j'ai commencé ces conférences, je pensais pouvoir transmettre mon expérience de psychiatre. Paradoxalement, le titre général de ces conférences qui m'est immédiatement venu à l'esprit s'est nommé « Pour de nouvelles pratiques entre humains » qui pourrait être considéré comme très éloigné du but initial. Cela serait prendre les questions de façon trop académique en oubliant la dialectique. Cette référence à la pratique entre humains indique que mon métier concerne d'abord une pratique humaine et que cette pratique est en lien avec ce qui se passe entre les humains dans leur vie. Après 40 ans de pratiques professionnelles, l'enthousiasme de mon éveil vers la psychiatrie était intact dans ma motivation à en parler du fait même de promouvoir une nouvelle pratique. Lorsque j'ai démarré mon parcours en psychiatrie en qualité d'étudiant hospitalier à l'hôpital de Ville-Evrard, en Seine-Saint-Denis, j'ai tout de suite été marqué par le caractère *relationnel* de ce phénomène social que l'on appelle traditionnellement les maladies mentales. Je découvrais ainsi les expériences délirantes et les passages à l'acte diversifiés qui allaient m'accompagner quotidiennement durant le temps de mon travail hospitalier psychiatrique. Ce qui m'a d'emblée passionné était de découvrir ce qui pouvait bien se passer dans ce mental étrange, à quelle logique cela se référait-il ? La relation humaine me paraissait essentielle dans l'aide à apporter à ces personnes. Je ne connaissais rien aux théories concernant la santé mentale ni en psychopathologie et je n'avais donc aucun préjugé face à ces étranges étrangers. Aussi l'accompagnement dans ce service de psychiatrie d'une infirmière yougoslave fut d'une grande aide dans la façon d'aborder ces problématiques. La culture yougoslave était alors riche de sa diversité, une diversité qui partait d'un commun enthousiaste entre humains, et cela a renforcé ce qui ne se départirait jamais, à savoir que, dans mon expérience humaine de psychiatre, je rencontrai des « camarades humains ». Je fus particulièrement marqué par un « séjour thérapeutique hors les murs » où le point central était une relation simplement humaine. Cette relation était faite comme toutes les relations humaines, de rires, d'émotions, de sensibilités, de peurs et de pleurs, qui caractérisent le vivre en commun. Vivre ensemble, transformer la vie en commun, telle était l'enthousiasme de plusieurs personnes, dont moi, à cette époque, entre 1975 et 1980, en France, et plus particulièrement dans le département de la Seine–Saint-Denis, où j'habitais. L'avenir ne pouvait qu'être un devenir transformé et collectif. Les circonstances politiques ont changé avec les effets ségrégatifs que l'on connaît : le développement capitaliste sans entrave a beaucoup détruit dans ce qui fait lien entre les humains depuis 40 ans, et ce qui est arrivé en Yougoslavie à partir de l'automne 1991 en fut la première déflagration européenne de masse. Qu'importe ! Le retour dynamique de l'outil Marx dans ma pratique professionnelle, il y a 20 ans, m'a fourni cette formule essentielle « Pour de nouvelles pratiques entre humains » : un nouveau est possible, un autre monde est possible, une autre société est possible, vivre autrement en commun ! J'espère en une nouvelle civilisation, tant les possibilités de transformation des rapports sociaux sont immenses du fait des moyens économiques et scientifiques produits dans le monde.

Dans ce vœu de transformation des rapports sociaux, mes conférences sont modestes, partielles et bien insuffisantes. Mais elles apportent, sur un certain nombre de problématiques humaines, des pistes et des réponses sur le « Que faire ? » entre les humains, avec les humains. Il s'agit de ne pas se laisser duper. « *Le vieux monde se meurt, le nouveau tarde à apparaître et, dans ce clair-obscur surgissent des monstres* », affirmait Gramsci. La civilisation capitaliste agonise dans ses contradictions et cela explique les violences actuelles qui touchent tous les rapports humains. Ce clair-obscur, ce flou des images entre guerre et paix, provoque des poussées contraires où l'enjeu central est le meurtre de la vie par la bête immonde. Dans « Guerre et paix » de Tolstoï lors de la bataille de Borodino, Napoléon entrevoit ce flou contradictoire. Malgré l'apparente victoire, son armée est « *semblable à un fauve qui vient de recevoir dans le flanc une blessure mortelle* ». Telle est l'impression mentale décrite par Tolstoï chez Napoléon. Cet exemple littéraire se retrouve aisément dans la vie humaine courante. L'impression mentale est-elle le reflet des conditions réelles vécues. Est-elle compréhensible par un effet de miroir ? Là encore, l'outil Marx prend sa fonction d'analyse des rapports sociaux. Dans le 1er chapitre de la première section du Capital, Marx analyse des rapports de valeurs fonctionnant en miroir applicable aux humains. De quoi transformer de façon radicale à la fois une vision académique de Marx et une vision de la réalité sociale universelle. Nous avons là le creuset des transcriptions présentées et rassemblées sous ce titre « Le mental, une production sociale ? » Ce creuset est l'étude des contradictions d'une personne, ce que nous nommons ses poussées contraires, et cela s'associe à l'outil du miroir contradictoire fourni par Marx. S'il s'agit de changer les pratiques sociales entre humains, cela implique logiquement un changement dans les relations humaines. Les pratiques sociales entre humains déterminent les relations humaines et ces pratiques sociales sont déterminées par les modes de production économique : les rapports sociaux de production. Les conditions de vie des êtres humains organisent les conditions sanitaires réelles. Nous passons donc très directement dans notre présentation pédagogique des transcriptions de conférences ayant un thème large de la souffrance psychique : le mal-être humain, la question des libertés de genre à la description des outils avec lesquels nous analysons, l'outil Marx et l'outil du transfert social. Il est un point important à mentionner à propos de l'outil Marx. L'APPS n'est pas une association marxiste. Elle travaille avec un outil d'analyse sur la base sociale concrète des phénomènes humains. Nous partons des outils concrets fournis par Marx et non d'un point de vue idéologique. Nous pensons que prendre un problème humain vivant à partir d'une idéologie est une voie erronée et dangereuse. C'est à partir de l'outil Marx et de l'outil du transfert social que nous pouvons aborder la question de la souffrance dans le mental et affirmer en plusieurs opus l'aphorisme : « Il n'y a pas de maladie mentale ! » qui résonne « comme un coup de tonnerre dans un ciel serein ». Cette dernière expression signait le déclenchement de la folie, du délire, dans l'enseignement classique psychiatrique jusqu'à la mise en place de la domination des préceptes étatsuniens en psychiatrie qui relèvent des statistiques industrielles, loin de toute poésie. Ce mental étrange, bouleversant, intrigant, parfois violent, qu'en dire ? Ces conférences se coltinent cela de façon multiple en partant du rapport entre la santé et ce mental. Ce rapport touche au mode d'être ensemble qui se traduit dans la vie quotidienne à travers les formules : « Comment ça va ? ou encore « en forme ? » Ces banalités quotidiennes, ces civilités, font partie des civilisations si nous considérons les civilisations comme produits d'un mode de production économique et social, et la formule en Afrique du « Comment cela va avec ta douleur ? » pour rentrer en communication en est l'exemple. Nous sommes dans le registre de la santé comme dans d'autres registres régis par l'administration du mode de production mondiale du marché. Il me paraît important de commencer la réflexion à partir du point de vue de l'ordre hégémonique actuel au niveau mondial.

Que dit un de ses organismes principaux, l'Organisation Mondiale de la Santé, l'OMS sur la santé mentale ? « La santé mentale, la santé psychique, la santé psychologique, l'hygiène mentale ou le bien-être psychologique sont le bien-être psychique, émotionnel et cognitif, qui va au-delà de l'absence de trouble mental. Le terme est relativement récent et polysémique. La santé mentale est, selon Jean Sutter [1] « perçue comme l'aptitude du psychisme à fonctionner de façon harmonieuse, agréable, efficace et à faire face avec souplesse aux situations difficiles en étant capable de retrouver son équilibre. » L'office of the Surgeon General la définit comme « une fonction mentale saine, se traduisant par des activités positives, l'établissement de liens enrichissants avec d'autres personnes et la capacité de s'adapter au changement et de faire face à l'adversité ». Une bonne santé mentale est indispensable au bien-être personnel, aux relations familiales et interpersonnelles et à la contribution à la communauté ou à la société »[2]. Selon l'OMS, « la santé mentale est un état de bien-être qui permet à chacun de réaliser son potentiel, de faire face aux difficultés normales de la vie, de travailler avec succès et de manière productive et d'être en mesure d'apporter une contribution à la communauté »[3]

Il me paraît intéressant de saisir les conditions consensuelles d'aujourd'hui sur la santé en allant voir ce qu'indique à ce sujet un organisme suisse, la neutralité de la Suisse est bien connue, notamment celle de ses banques !

---

[1] Jean SUTTER. Cnahes, org 9 juillet 2019

[2] Santé mentale, Canadian Journal of Public health, vol 95, n° Suppl 1, mars 2004

[3] OMS, la santé mentale : renforcer notre action, Aide-mémoire 220, août 2014

Je retiens ceci : « La santé mentale est influencée par un grand nombre de facteurs individuels[4] et collectifs, des facteurs génétiques, la capacité des personnes à gérer les émotions, mais également les conditions de vie. Environ 60% de l'état de santé général des individus est déterminé par l'environnement socio-économique et le contexte sociétal dans lequel ils évoluent. De la même façon que pour la santé physique, de nombreux facteurs externes et internes à la personne influencent la santé mentale. Le revenu, le logement, l'emploi, les dettes, la vie sociale, mais aussi l'environnement urbain ou la politique sociale et économique d'une communauté, ont donc une grande influence sur le bien-être social et la santé mentale, à un niveau individuel, mais aussi collectif. Une politique publique soucieuse de lutter contre les discriminations, les inégalités socio-économiques et l'exclusion et donc une politique publique soucieuse de la santé mentale des personnes ». Il est poursuivi ainsi : « la santé mentale peut être altérée par des troubles, dont la dépression, les troubles anxieux, les troubles bipolaires ou la schizophrénie. Une liste des troubles de la santé mentale (DSM) et leur description sont données dans le Manuel Diagnostique et Statistique des troubles mentaux de l'association américaine de psychiatrie et la classification internationale des maladies de l'OMS (CIM 10). » Il est donc mis en fonction dans ce texte consensuel, un hiatus, quelque chose qui ne va pas en continuité. Toute la présentation concernant la santé mentale et son équilibre est en effet placée sous le primat d'une dynamique de vie où les éléments sociaux et environnementaux prédominent. Sans connexion avec cette conception arrivent des éléments qui appartiennent à une autre catégorie que celle de la vie, de la vie sociale. Il apparaît de façon transcendantale la catégorie

---

[4] Les déterminants de la santé mentale – Synthèse de la littérature scientifique sur minds-ge.ch

« troubles mentaux ». La logique aurait voulu que l'analyse des souffrances psychiques s'inscrive dans la dynamique vivante déployée dans l'abord de la santé mentale et de son équilibre, le trouble mental étant justement une perte d'équilibre. Il y a mise en place insidieusement dans le processus consensuel qui régit la politique de santé mentale d'un mécanisme que je nommerai mécanisme d'apartheid, un groupe conceptuel de troubles qui sont à part du fonctionnement commun et portent donc la ségrégation, la séparation et c'est cet élément qui les fait tenir debout, signification de l'apartheid. Nous retrouvons là le mécanisme essentiel dénoncé par le psychiatre désaliéniste Lucien Bonnafé, un des fondateurs de la politique sectorielle en France, celui de l'exclusion. Les troubles décrits sont la dépression, les troubles anxieux, les troubles bipolaires ou la schizophrénie, mais renvoient plus largement à une liste de troubles à retrouver dans le DSM étatsunien ou dans la CIM 10 de l'OMS. Le principe de cette liste est de classer les troubles, et donc les personnes diagnostiquées, dans des catégories fondées sur des critères isolés, qui excluent la vie, le vivant et le social. Ces catégories sont bâties pour répondre à des impératifs capitalistes de profits. Des troubles sont diagnostiqués en prenant une base quantitative et non qualitative : à partir d'un nombre de croix cochées, une mise en catégorie est faite pour répondre aux exigences de l'industrie pharmaceutique et celle des assurances privées par souci pragmatique. Il y a une adaptation de l'organisation des soins psychiatriques aux exigences du profit capitaliste. Cette organisation basée sur un mode de production capitaliste ne peut produire qu'une logique ségrégative dans les sociétés régies par ce mode de production. Cela a son importance de souligner cet apartheid et cette ségrégation. Lacan, dans son enseignement, insistera sur le lien entre nazisme et ségrégation en désignant le nazisme comme l'irruption d'un monde organisé sur toutes les formes de ségrégations. C'est bien cette ségrégation qui s'illustre aujourd'hui encore dans les politiques de santé mentale, nous venons de l'évoquer. C'est également pour ce fait que le nazisme a été une rupture de civilisation occidentale et mondiale. Ainsi, nous terminons ces conférences avec Georges Politzer, résistant, communiste, fusillé le 23 mai 1942 au Mont-Valérien par les nazis. Il s'agit en effet de développer notre action sur la critique faite au capitalisme et au nazisme dans la 16e conférence et de la relier à ce qui reste à développer sur la question du mental, l'invention de la psychologie concrète promue par le même Georges Politzer (15e conférence) et sa formule limpide pour se repérer dans les contradictions : il ne s'agit pas de comprendre l'histoire par la psychologie, mais de comprendre la psychologie par l'histoire ! Entre les conférences que nous venons d'évoquer, celles du début (de la 1re à la 4e) et celles de la fin (15e et 16e) se déploient 10 autres conférences. Entre la problématique du commun, le mal-être et le genre, et la conclusion politzerienne sur la nécessité de la psychologie concrète et de dénoncer l'ordre capitaliste et nazi, se déploient plusieurs pistes de travail. Il y a d'abord une série qui se nomme « Il n'y a pas de maladie mentale. » Il ne s'agit pas de reprendre les thèmes anarchistes du courant antipsychiatrique. Il s'agit de trouver une autre logique que la logique capitaliste du profit, de l'exploitation et du « sous-homme » dans la façon de prendre la question de la souffrance dans le mental. La formule « passion poétique en forme d'enfant » augure cette logique nouvelle qui part d'une autre base. L'un des exemples de cette nouvelle base se trouve dans le jeune Marx en 1844 « *Le pâtir humain compris humainement est une jouissance de soi de l'homme* ». Il s'agit d'un repère important pour deux raisons. Tout d'abord, cela introduit la question du transfert du social de la souffrance humaine dans le mental qui sera reprise dans la postface à la deuxième édition allemande du Capital en 1873, mais cela introduit également la poésie dans sa connexion à la science économique, connexion qui sera aussi reprise dans l'œuvre scientifique de Marx, le capital livre I. Cela donne une perspective dynamique loin du discours psychiatrique dominant où l'un de ses ténors universitaires clamait lors d'un colloque récent : « il faut absolument arrêter la poésie en psychiatrie ! »

Après cette orientation décisive, je décris les obstacles à franchir pour produire du nouveau dans la pratique psy. Il y a d'abord l'obstacle de la structure. Dans l'accueil de la souffrance dans le mental, le structuralisme fait des ravages. La structure, leurre de l'entité du mental, renforce les prisons de la psychopathologie. Elle renforce également le monocentrage occidental avec *le royaume du savoir* posé comme principe transcendantal pré-établi de façon arbitraire niant l'expérience du vivant. De Lacan à Foucault en passant par Althusser, les impasses sont nombreuses. Autre obstacle réactionnaire, celui du symptôme ! Il est la pierre angulaire de l'enfermement ségrégatif, contrairement à un préjugé d'inspiration freudienne. Les personnes trans en savent quelque chose puisqu'elles voient leur transidentité prise comme un symptôme par la doxa psychanalytique, à leurs dépens. Considérer les actes de la vie quotidienne du citoyen lambda comme des symptômes est dangereux du fait de l'enfermement catégoriel de la vie dans une psychopathologie outrancière. Pour poursuivre dans ce domaine du règne de la psychopathologie transcendantale, l'obstacle de l'inconscient psychanalytique est certainement le plus résistant. Georges Politzer l'a bien mis en évidence au début de sa recherche en faveur d'une psychologie concrète : voyant en la découverte freudienne une orientation favorable au concret, il signale l'inconscient psychanalytique comme un concept abstrait, l'obstacle au développement de ce concret. Dans la dernière partie de son expression théorique, il sera plus sévère, au regard de la barbarie nazie en cours, et dénoncera l'inconscient comme *facilitateur* de mystifications inspiratrices de l'idéologie nazie.

Après avoir sérié ces antagonismes, nous développerons dans un cadre dialectique des réflexions sur les concepts « moteur et obstacle », dynamisés par notre appareil concret des poussées contraires des êtres humains. Le mental n'est pas une entité, mais un rapport vivant traversé par des poussées contraires. Il s'agit d'analyser à partir de cette base, deux faits humains majeurs concernant le transfert social : l'amour et l'identification. L'amour est un moteur et un obstacle dans la cure psychanalytique, dans le transfert psychanalytique, et il est important de souligner que Freud a pris la question de la souffrance dans le mental à partir de l'amour et que cela a, dans un premier temps, brisé les cadres académiques, les cadres psychiatriques. Cependant, cet amour comme outil conceptuel ne permet pas de mettre en place une boussole logique scientifique qui est bien notre projet pour accompagner les personnes, de façon libre et éclairée, dans l'élucidation de la souffrance dans le mental. Et là encore, Marx nous permet de faire la lumière sur cet ingrédient transférentiel humain en renversant Hegel et Feuerbach sur la religion de l'amour, l'amour chrétien. Marx ne part pas du concept d'homme, mais du primat du fait historique. L'identification est branchée sur l'amour et, comme lui devient moteur et obstacle. L'obstacle est un blocage. Ce blocage concernant l'identification est son caractère fixiste, mis en apartheid du commun et des contradictions humaines, les poussées contraires. Il s'agit dans l'histoire humaine de ne pas se cantonner à des analyses de places, mais de pouvoir transformer un rapport. L'outil qui transforme le rapport se trouve dans la connexion de formes valeurs, valeurs des mots, des images et des sensations corporelles. Ces valeurs fonctionnent et changent les rapports humains, tel est le fondement du mouvement *identificatoire* personnel et collectif : il n'y a pas de causalité psychique !

Après ce moment dialectique de moteur et d'obstacle, nous appréhendons la question du meurtre social. Le meurtre en psychanalyse renvoie aux théories de l'origine qui sont dans la perspective du fait historique toujours mystificatrices. Nous préférons à l'APPS partir du commencement d'un fonctionnement : une valeur commence en tant que produit social à fonctionner. Le meurtre de l'autre ou bien de soi-même est une question primordiale dans l'accompagnement de la souffrance et renvoie au passage à l'acte. Dans le mouvement transférentiel qu'il y a entre les humains, il y a de la violence qui est produite par les ségrégations du fonctionnement fasciste du mode de production capitaliste. Cela a des conséquences dans le transfert social et permet d'énoncer : le meurtre est toujours social. Dans notre pratique à l'APPS toute personne accompagnée reçoit, à un moment donné et approprié à la dynamique de l'accompagnement, la formule « Dites-moi depuis quand avez-vous été tuée pour la première fois ? », prélude à un mouvement questionnant un ordre de connexions entre la valeur des mots, la valeur des images et la valeur des ressentis corporels. Le meurtre social est central et vecteur de changements dans un ordre, que cela soit dans l'individuel ou dans le collectif. Dans la forme pédagogique de la série des conférences, cette conférence sur le meurtre social marque un avant et un après dans la formulation du questionnement sur la santé mentale. Après elle en effet, les questions nées de l'ambiguïté (*ambigere* qui pousse d'un côté et qui pousse de l'autre) donnent lieu à des exposés qui sont les conséquences affirmées des débats : le traumatisme, « que faire ? », les formes et les valeurs dans la production délirante et enfin Politzer. La formulation « Le traumatisme est toujours social » augure donc ce que nous proposons à l'APPS du point de vue théorico-pratique. Avec le traumatisme vient le statut de victime qui s'est développé de façon considérable, sous différents aspects, depuis la Seconde Guerre mondiale. Nous plaçons la production sociale et ses effets sur les relations. Les êtres humains sont agents, effets et produits des rapports sociaux de production. Cette conception mise en pratique bouleverse le concept moderne de victime de même que celui de personne discriminée. Il s'agit pour nous que tout humain puisse d'abord se saisir d'outils communs à tous les humains : les valeurs, les contradictions, la puissance, la menace, l'abus, la privation. Et là encore en se centrant sur le concret de ce qui est fait par la personne qui se plaint que nous trouvons avec Marx une ouverture lumineuse : « C'est en posant dans l'échange leurs divers produits comme égaux à titre de valeurs qu'ils posent leurs travaux différents comme égaux entre eux à titre de travail humain ». « Ils ne le savent pas, mais ils le font pratiquement ». C'est le rapport de l'échange de l'égalité par la valeur et son rapport qui produit le hiéroglyphe social et le rapport au travail sur la signification : « La forme valeur joue un rôle crucial dans cette logique. Il s'agit là du point révolutionnaire qui doit nous servir de repère pratique. »

Nous terminons par le célèbre « Que faire ? » de Lénine. Ce dernier est un autre repère important pour l'APPS. Il insiste sur le primat de la pratique dans son lien dialectique avec la théorie. Il part, et nous avec, de Marx et notamment de sa 11e thèse adressée à Feuerbach où il ne s'agit pas d'interpréter le monde de différentes manières, mais de le transformer. Cela a son importance dans la pratique en santé mentale, puisqu'interpréter des mots, des paroles est un classique qui va au-delà de son exemple psychanalytique.

De même, la personne en souffrance sociale dans son mental interprète le monde avec une signification personnelle parfois délirante. Prendre la boussole de la transformation est donc riche de changements dans les pratiques et les théories. Cela a pour effet de prendre en compte les faits réels exprimés dans la souffrance plutôt que de prendre l'histoire interprétée … qui ne s'est pas passée. Dans ce primat de la transformation, le concret des connexions des formes valeurs "mot, image, corps " exprimés dès le début de nos conférences est un élément central. Issues de la rencontre avec les personnes trans, ces connexions que nous avons appelées MIC montrent un élément important : nous prenons la question trans comme une rencontre qui enseigne sur les questions humaines universelles, alors que, pour la psychopathologie, la question est résolue. Il s'agit d'un déficit, symbolique ou d'identification ou de Nom du Père, peu importe, l'important est la démonstration du primat du déficitaire qui alimente les théories nazies. L'autre point important est de prendre la pratique sociale comme une lutte et il s'agit d'orienter cette lutte vers une transformation. Transformer dans ce contexte, cela s'appuie sur une logique. Cette logique est essentielle à notre théorie pratique ou à notre pratique théorique. La critique de la psychiatrie classique, de la psychopathologie avec nos outils s'est transformée en une production scientifique qui peut ainsi rejoindre les autres théories scientifiques en cours. Tel est l'objectif révolutionnaire pour bâtir une pratique qui soit également populaire. Scientifique et produit populaire, c'est en partant de 3 éléments fondamentaux chez Marx que nous arrivons à cette transformation. Il s'agit de connecter les formes : valeurs mot, image, sensation de corps, au transfert de valeur *Wertübertragung* et de les connecter à ce que nous avons mis en avant chez Marx le rapport entre la science et la poésie pour trouver une vérité pratique.

Docteur Hervé HUBERT

Première conférence :
LA SOUFFRANCE DU SOCIAL DANS LE MENTAL

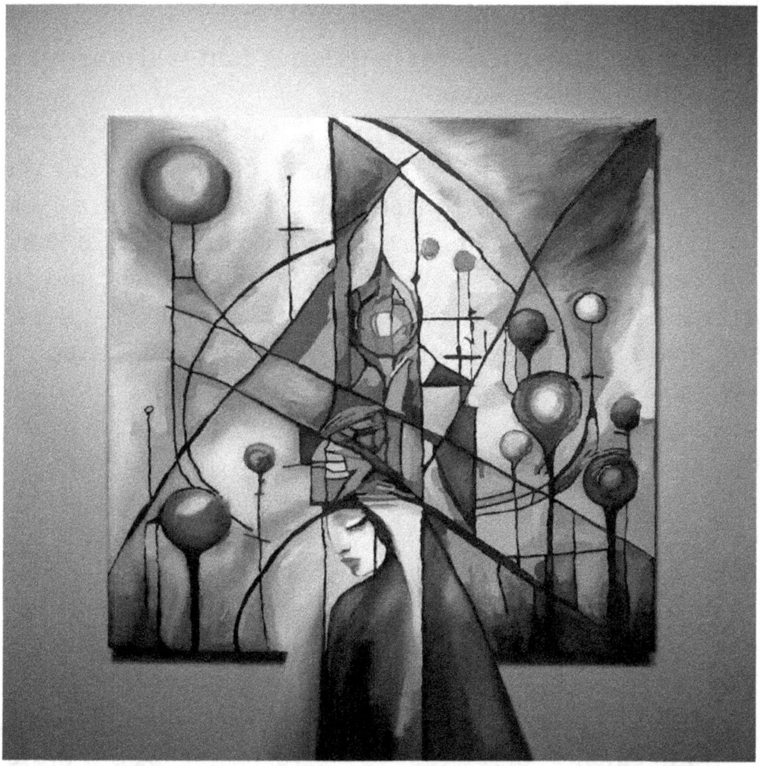

Cette série s'appuie sur la question du transfert social et de ses effets dans le mental. Pour bâtir de nouveaux rapports sociaux, il convient de partir de la pratique concrète sociale. Cette perspective est indispensable pour aider les personnes présentant un mal-être psychique. Cela constitue le sujet de la première conférence.

Bonjour,

Je voudrais parler aujourd'hui du mal de vivre dans le mental, qui nous cause des difficultés régulièrement, soit en tant que praticien, soit en tant qu'usager.

Nous proposons avec l'APPS (Analyse Pratique Psycho-Sociale) une nouvelle façon de prendre les questions de santé mentale, d'offrir de nouvelles pratiques, puisque je pense que les pratiques actuelles ne sont pas satisfaisantes dans l'ensemble.

L'ubuesque mental qui fonctionne tout seul alors que le mental est lié au social

Héritées en cela, soit de la morale du 19e siècle, comme les catégories névrose, psychoses et perversion, soit du DSM qui était basé quand même sur le profit des laboratoires pharmaceutiques et l'utilité des médicaments uniquement, c'est-à-dire une base qui ne respecte pas la question humaine sociale, et que ces deux caractéristiques, soit héritées du 19e siècle, soit plus modernes avec la pharmacologie du cerveau, montrent que ces dispositifs parlent d'un mental qui fonctionne tout seul. C'est-à-dire que ce que nous préconisons avec notre Analyse Pratique Psycho-Sociale, c'est de dire que le mental est lié au social et que cela n'est donc pas pris en compte dans les fondements de la psychologie ou de la psychiatrie.

À ce sujet, je dirais justement l'importance du philosophe Georges Politzer qui, dans ses articles de 1928 sur les fondements de la psychologie, note que la psychologie ne détient nullement le secret des faits humains.

Simplement parce que ce secret n'est pas d'ordre psychologique, et ça, ça me paraît tout à fait important pour décentrer la question par rapport à la souffrance dans le mental, de se dire qu'elle dépend d'autres choses. Justement, ce secret, il est dans les relations sociales et dans les rapports sociaux.

Il y a un transfert du rapport des valeurs sociales dans le mental

Cette mise en rapport, et le mot rapport est vraiment important, car nous vivons tout le temps dans un rapport aux autres, dans un rapport de valeur, ce point crucial de valeur dans la civilisation de valeurs que nous connaissons aujourd'hui, de valeurs marchandes, entraîne donc des processus de valorisation, de dévalorisation, de survalorisation et cette valeur sociale se transfère dans le mental.

Voilà en quelque sorte notre secret avec l'APPS : c'est notre caractéristique, savoir qu'il y a un transfert du social vers le mental.

Ces valeurs sociales concrètes sont donc matérielles et historiques, c'est-à-dire qu'elles ont trait à l'histoire de la personne et qu'elles ont une matérialité. Justement, les mots, les images, les ressentis corporels sont ces valeurs concrètes que nous portons en partie, donc à notre insu. C'est à partir de là qu'on va retrouver des valeurs de bien-être, des valeurs supplémentaires de bien-être, ou au contraire, une valeur de moins-être, une valeur négative et péjorative de moins-être.

Donc, il est important de voir que le rapport social que nous avons avec les autres est pris dans ce système de valeurs personnelles et qui vont rentrer en commun et aussi en différence avec les autres.

Il ne s'agit pas de valeurs morales, mais encore une fois de valeurs portées par notre histoire et de valeurs tout à fait matérielles.

Les mots, c'est une sonorité avec une signification. Les images nous captent, tandis que les ressentis corporels traduisent nos émotions. C'est donc du concret, du matériel. Je reviens aussi sur Georges Politzer, qui privilégiait une psychologie concrète, et nous allons dans le sens d'une psychothérapie concrète.

Le faire mis dans le commun du social produit une contradiction dans le mental

Mettons l'accent sur le « faire ». Qu'est-ce que nous faisons ? Qu'est-ce que nous faisons dans la vie ? Dans la vie quotidienne, et dès lors où ce faire entre dans le commun du social, il va se dédoubler. Il ne va pas rester avec une signification unique, le faire va diviser, va prendre une signification sociale qui entraîne des contradictions. Autrement dit, nous sommes pris dans des contradictions de manière évidente, tout le temps.

Ces contradictions se trouvent dans le mental, mais elles proviennent du social, de ce que nous faisons et de ce que nous voulons faire, et comment il y a une contradiction entre la force de vouloir faire quelque chose et puis la façon dont nous sommes empêchés de le faire, comment le moyen de produire ce faire est entravé pour différentes raisons.

Donc, le travail sur la souffrance dans le mental va porter déjà sur ce faire là.

Qu'est-ce que nous faisons ? Qu'est-ce que nous ne pouvons pas faire ? Comment la possibilité de faire est entravée, comment la puissance de faire, la possibilité de faire est entravée.

Donc, il y a comme cela un binaire de fonctionnement qui se met en place entre la privation et la puissance, comment nous sommes privés de faire, comment nous avons cet idéal de puissance au sens de pouvoir faire, la possibilité de faire ?

Ainsi, cette affaire de contradiction est extrêmement importante dans l'analyse que nous faisons de la souffrance dans le mental, analyse que nous faisons en accompagnant la personne qui va découvrir elle-même la logique historique de ce secret qui ne réside pas proprement dit dans le mental, et nous en avons l'exemple avec la transidentité, avec ce qu'on appelle la transidentité aujourd'hui. Cela signifie donc, qu'il s'agit soit d'un homme qui pense être une femme, qui a un ressenti féminin et qui va devenir une femme, soit de l'inverse, soit encore de la transidentité non binaire, c'est-à-dire d'avoir à la fois une partie féminine et une partie masculine de genre, c'est-à-dire de pouvoir travailler les contradictions sociales liées à la valeur du genre.

C'est avec cette question de valeur du genre que j'ai beaucoup avancé sur ce transfert du social dans le mental, c'est à dire que, là, nous avons une caractéristique également de notre façon de voir à l'APPS (Analyse Pratique Psycho-Sociale) qui est que la transidentité n'est pas vue comme une maladie bien évidemment, pas vue comme un déficit, mais qu'au contraire qu'elle nous enseigne sur la vie humaine en général sur la vie humaine universelle, c'est-à-dire que ces valeurs de genre nous apportent beaucoup sur d'autres valeurs humaines qui comprennent donc ces valeurs des mots, ces valeurs des images, ces valeurs des ressentis corporels

Une rupture avec le modèle de la psychopathologie et de son idéologie du déficitaire

Donc, là, c'est une rupture avec le modèle ancien de la psychiatrie ou de la psychologie, qui part de la psychopathologie, donc de la maladie comme déficit. Nous, nous parlons du mal de vivre, qui a une logique sociale et qui se transfère dans le mental, et de la façon dont tout être humain a des potentiels qui sont inhibés. Ça n'a rien à voir avec le concept de maladie déficitaire, qui renvoie quand même un peu à la question du sous-homme, question cruciale du 20e siècle.

Ces valeurs de genre fonctionnent, et une personne qui est initialement de sexe masculin et qui a une anatomie masculine peut, à un moment donné, développer une identité de genre féminine qui fonctionne.

Des poussées contraires de valeurs qui fonctionnent

Il y aura donc des poussées contradictoires avec la valeur primitive de genre de « garçon », et à partir de là, nous pouvons l'étendre à un grand nombre de problèmes de souffrance mentale, que ce soient des obsessions, des délires, des hallucinations ou des dépersonnalisations. Ces phénomènes sont interprétés de manière psycho-pathologique par la thérapie classique, mais nous les considérons comme des valeurs d'expression de vie, de potentiel à transformer en partant justement des poussées contradictoires.

Il y a des poussées qui poussent vers la vie et d'autres qui entravent, il faut pouvoir repérer cela avec la personne elle-même qui comprend de ce fait dans quelle logique elle est prise à son insu.

Il ne s'agit pas de trouver de causalité, il n'y a pas de causalité psychique, mais il y a une logique historique de vie sociale, des rapports sociaux, des conditions sociales qui vont se transférer dans le mental.

Le traumatisme pour cela est un bon exemple.

Quelqu'un qui est traumatisé va avoir dans son mental le reflet de ce traumatisme qui est aussi un traumatisme social et qu'il s'agit de ne pas prendre finalement le modèle médico-chirurgical du traumatisme, de la fracture à réparer pour accompagner la personne traumatisée.

Il s'agit au contraire de prendre une autre base que celle du traumatisme.

L'autre base c'est de pouvoir transformer ce traumatisme, de pouvoir y donner toute sa valeur dans le rapport social, rapport d'impuissance, rapport de blessure, rapport de sensibilité, rapport avec l'image encore, avec la façon d'être nommé et vu par les autres.

C'est à partir de cette base que nous pouvons vraiment métamorphoser la vie et transformer le mal de vivre dans ce mental : en modifiant un rapport à la contradiction qui existe entre la force du faire et le moyen de faire.

Docteur Hervé HUBERT

Deuxième conférence :
LES LIBERTÉS DE GENRES

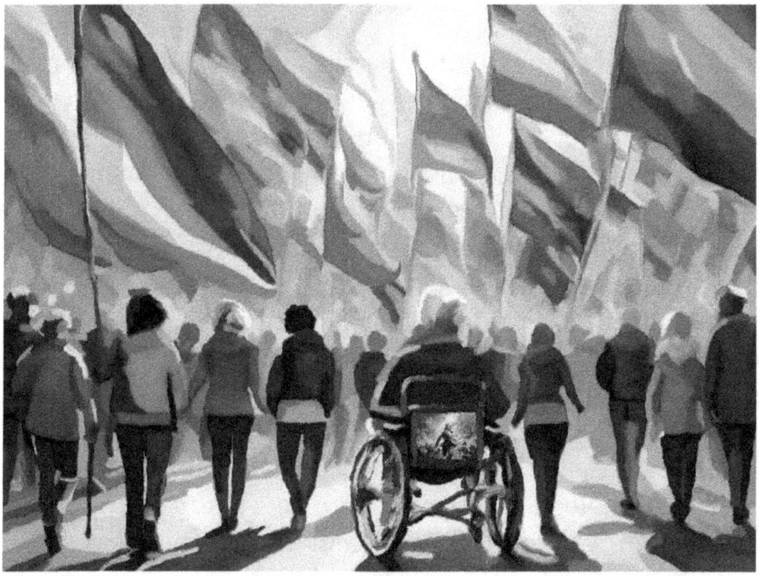

Cette conférence s'inscrit dans ce contexte de libération des personnes portant les questions de l'incongruence de genre et des transidentités. Après la précédente conférence « La souffrance du social dans le mental », elle donne de premiers repères sur ce qui pousse une personne vers la vie dans la transition

Bonjour,

Aujourd'hui je voudrais vous parler, dans le cadre de nos séquences de nouvelles pratiques entre humains, de la question des libertés de genre.

Un certain nombre d'humains, un certain nombre d'entre nous donc, se posent la question de comment vivre le genre

Un certain nombre d'humains, un certain nombre d'entre nous donc, se posent la question de comment vivre le genre, comment pratiquer le genre qu'ils ressentent dans leur corps.

Voilà une question cruciale pour de nouvelles pratiques entre humains.

Pour cela, je vais reprendre bien sûr l'histoire humaine, l'histoire des conditions humaines concernant le genre.

Tout d'abord, il faut repérer que ces différences en genres, ces multiplicités de genres ont existé depuis fort longtemps. On en retrouve la trace dans la civilisation sumérienne 4000 ans avant notre ère. De même les Amérindiens, avant qu'ils rencontrent la croix, qu'ils rencontrent la colonisation chrétienne, vivaient avec une multiplicité de genres, au moins 5.

La question des libertés de genre est une question de civilisation

En Occident, c'est bien l'arrivée des trois religions monothéistes qui a fait répression concernant les genres et les sexualités.

Par exemple, dans son récit « *Voyage en Italie* » en 1580, Montaigne évoque le cas d'une femme qui avait été pendue, car elle avait tenté de suppléer au défaut de son sexe, c'est-à-dire qu'elle vivait en homme.

Voilà donc les caractères répressifs liés au monothéisme, mais également qui ne sont pas uniquement religieux en soi, qui sont aussi une façon de pratiquer en société, une façon d'administrer la société.

Et, par exemple, la Révolution française, si bien sûr, elle a aboli le pouvoir de droit divin, a instauré pour autant celui de la déesse Raison, et, en France l'ordre hegeliano-napoléonien a quand même beaucoup sévi pendant plus de 200 ans sur la question de la législation d'état civil pour les personnes transgenres.

Donc, la question des libertés de genre est une question de civilisation.

Je n'oublie pas bien sûr la barbarie nazie qui a aussi sévi sur les minorités trans, homosexuelles, etc., et donc sur cette question du genre.

Je voudrais donc témoigner de mon expérience qui est bientôt de 30 ans en tant que médecin accompagnateur, soit en tant que psychiatre, soit en tant que psychothérapeute, selon le cas, des personnes qui ont présenté cette question cruciale du genre dans leur vie, dans leur histoire, et qui m'ont apporté un certain savoir.

Dans ce contexte-là, j'avais été amené à lire un article produit dans l'ouvrage de Krafft-Ebing, un psychiatre du 19e siècle, qu'il a appelé « l'homme se sentant femme ».

Cet homme se sentant femme qui était un médecin hongrois vivant en Allemagne témoignait justement de cette question du genre pour lui, qui l'avait hanté toute sa vie.

Et ce médecin préconisait donc, dans les études de médecine, de faire un stage de féminité.

Puisque lui vivait la féminité, il pensait que ce serait tout à fait intéressant pour ses confrères de faire ce stage de féminité.

Alors, je n'ai pas fait de stage de féminité, mais j'ai rencontré plusieurs centaines de personnes trans qui ont su me communiquer, je crois, leur façon d'être, ce qui se passait en eux de leur pensée, leur logique.

Dans tous les cas, c'est un cycle que je travaille avec ces personnes encore aujourd'hui, d'avancer à chaque fois dans « quelle est cette logique historique autour du genre ? », afin de pouvoir être au plus près de leur vécu.

Alors j'ai parlé tout à l'heure de transidentité, je trouve qu'il y a quelque chose qui est tout à fait intéressant aujourd'hui, qui nous permettra peut-être de quitter ce terme de transidentité, c'est celui d'incongruence de genre.

L'incongruence de genre a été mise en avant par l'Organisation Mondiale de la Santé en 2019.

L'incongruence de genre : de l'éveil au hiatus et l'ambiguïté

Pourquoi est-il intéressant ?

Parce qu'il me paraît moins ségrégatif, puisque ce que nous avons vu dans l'histoire de la civilisation, ce sont finalement des politiques ségrégatives et persécutrices, face à des pratiques de genre non conformes, non normées, soit auprès du droit divin monothéiste, soit auprès de la déesse Raison.

Donc, cette question d'incongruence de genre, comment se passe-t-elle ?

Finalement, c'est bien sûr dans l'histoire de la personne qu'on va trouver la solution de sa question autour du genre.

Je crois qu'il y a importance que j'en parle pour saisir un peu ces vécus logiques, il est important à se poser avec la personne, la question de l'éveil.

Quand y a-t-il eu dans son histoire un éveil vers cette question du genre ?

Et, immanquablement, ça renvoie toujours à un hiatus.

Un hiatus, c'est-à-dire à la fois à un heurt de voyelle entre un A et un O par exemple, mais aussi une ouverture après ce heurt.

Un heurt et un hiatus, par exemple, une personne m'a raconté que son éveil a été déclenché par une rencontre au magasin où elle achetait du pain. Elle s'est retrouvée, jeune adolescente, face à une personne qui lui a adressé un « au revoir monsieur » qui pour elle fait heurt et qui un peu plus tard a renvoyé à une ambiguïté chez elle et « ambiguïté » renvoie à son étymologie « *ambigere* », c'est-à-dire être dans des poussées contraires.

Et là je crois aussi que c'est très important pour saisir comment la personne trans, la personne incongruente dans son genre, va se trouver confrontée au destin de sa question dans sa vie sociale elle-même.

Hiatus, cela veut donc dire qu'il y a quelque chose qui est dans un désaccord entre le genre ressenti et la norme sociale. Il y a un heurt : un accord qui ne marche pas. Cela peut se retrouver très tôt dans l'enfance : une fille peut se trouver beaucoup plus en adéquation avec les garçons, vouloir être en lien avec eux puisqu'ils sont semblables.

L'outil de la valeur de genre

Le lien social, le transfert social est très important dans ces questions de genre, donc nous partons sur une valeur de genre qui va se mettre à fonctionner, une valeur, c'est-à-dire que ça vaut vraiment quelque chose, ce n'est pas la valeur morale, mais une valeur matérielle comme l'argent et que cette valeur va fonctionner.

Donc c'est la valeur de genre contraire à l'anatomie, la valeur de genre contraire à l'ordre social qui va se mettre à fonctionner et il va y avoir donc des contradictions, des poussées contraires, l'ambiguïté dont j'ai parlé qui va évoluer dans un sens et puis dans un autre et qui va permettre de saisir les fluctuations, les oscillations des personnes elles-mêmes dans leur situation par rapport à la question du genre.

Ça c'est très important, puisqu'un certain nombre de personnes, que ce soit dans l'entourage proche, que ce soit au niveau médical parfois, ne saisissent pas justement ces oscillations et exigent une sorte de continuité raisonnable.

Ce que j'ai trouvé dans les rencontres avec les personnes se questionnant sur leur genre, ce sont donc des formes valeurs qui concernent le corps, leur sensation de corps, formes valeurs concernant leur image et formes valeurs concernant la façon dont ils sont nommés.

J'insiste sur ce mot « forme valeur » dont on parlera un peu plus au niveau théorique la fois prochaine.

Forme valeur, puisqu'effectivement, dans ce genre, est associée la question de la forme, la forme de l'image, la forme de la silhouette du corps et que, bien évidemment, durant la puberté, cela sera une question cruciale, très matérielle, et comment la question de ce qui est reflété par rapport aux autres prédominera.

L'humain se regarde d'abord dans le miroir d'un autre humain et c'est seulement par sa relation à un autre humain, son semblable, qu'un humain se réfère à lui-même en tant qu'humain

L'humain se regarde d'abord dans le miroir d'un autre humain et c'est seulement par sa relation à un autre humain, son semblable, qu'un humain se réfère à lui-même en tant qu'humain.

Ce transfert, interhumain, ce transfert donc de la question humaine, de nouvelles pratiques entre humains, touche déjà cette question du transfert visuel, du miroir.

Dans toutes les rencontres que j'ai eues, j'ai toujours mis l'accent sur un accompagnement axé sur les répercussions sur l'image de soi reflétée par les autres, sur les conséquences dans la façon d'être parlé dans le social par les autres ou de vivre encore autrement le ressenti corporel.

Nous avons donc là ce que j'ai appelé les formes valeurs de genre, c'est-à-dire les connexions qu'il y a entre des formes valeurs « mot », des formes valeurs « image » et des formes valeurs « ressenti corporel ».

Et c'est lorsque la connexion des trois se fait que, par exemple, une transidentité va se mettre en place de façon assez stable.

La première personne trans que j'ai rencontrée, était une jeune femme qui m'avait complètement surpris lors de ma première consultation en psychiatrie. Elle disait : « Si vous voulez m'aider, alors, il faut que vous m'aidiez à retirer le pénis que j'ai entre les jambes. »

Le chemin vers les connexions des trois formes de valeurs : Mot/Image/Corps

Alors que j'avais imaginé cette personne comme une femme, anatomiquement, avec sa façon d'être tout à fait féminine, et c'était une grosse surprise pour moi, puisque j'avais sans doute de « gros sabots » de psychiatre et psychanalyste à l'époque, mais elle m'a beaucoup aidé avec beaucoup de talent pédagogique à saisir une partie de la problématique transgenre, à savoir que dans son expérience d'enfance, elle avait été captivée par une forme féminine, elle avait été captivée par une poupée.

« Qu'elle était belle sa poupée et comment elle aurait aimé pouvoir être à sa place et animer les vêtements ! »

Et, c'est cette jeune femme, qui avait donc eu un vécu d'abandon, qui avait été placée dans une famille d'accueil, qui justement a rencontré là, à la fois le garçon de la famille d'accueil et la fille d'ailleurs de la famille d'accueil. Elle n'avait aucune accointance avec le garçon, il y avait un hiatus, et il y avait au contraire une certaine complicité d'être avec cette fille de la famille d'accueil.

Et cette dernière place un jour, hasard ou pas, un collant sur le lit de celui qui était alors un garçon, qui était vécu comme garçon par lui-même, et donc il a un plaisir à enfiler le collant, qui n'est pas du tout un plaisir voyeuriste ou un plaisir sexuel en soi, mais qui est simplement une sensation d'être, où pour la première fois cet enfant ressent son corps.

C'est la première fois qu'il pense avoir un corps et qu'il a ainsi une valeur supplémentaire de bien-être selon ce qu'elle m'a dit de cet événement, et cet événement nécessitait ainsi de pouvoir connecter le mot fille, c'est-à-dire de pouvoir être nommé fille.

Voilà quel était son appel, la force de l'appel qui fait puissance, de pouvoir être ce qui venait d'être connecté, d'avoir un corps avec un vêtement féminin, la sensation d'avoir un corps pour la première fois avec un vêtement féminin, d'être capté par cette image de fille.

Cela nécessitait une nouvelle connexion de pouvoir être appelé fille.

Je résume ainsi très rapidement la question des femmes trans qui du coup, bien sûr, ont un appel connecté avec la démarche ensuite de pouvoir changer de prénom et d'état civil.

Ce sont donc ces connexions des trois formes valeurs, Mot/Image/Corps et leurs logiques que je rencontre à chaque fois dans les expériences professionnelles de psychothérapeute ou de psychiatre.

Alors ces formes valeurs, du fait même de la société, du fait même du groupe familial, du fait même de l'école, du fait même du lieu de travail, tout dépend des moments historiques, se compliquent, c'est-à-dire que l'ordre personnel découvert par la personne trans, par la personne questionnée par son genre, cet ordre personnel dont je viens de parler, la connexion entre Mot/Image/Corps du genre contraire à l'anatomie va faire heurt avec un groupe social, celui de la famille, celui de l'école, celui du travail selon les circonstances et c'est là où il y a un nouveau hiatus donc nouvelles ambiguïtés, nouvelles poussées contraires et donc oscillation vers la transition ou pas, éventuellement, à la fois pour la personne et pour son entourage, surtout si elle est mineure, dans la famille.

C'est là une façon de pouvoir aider du coup la logique parfois insue ou qui se dégage de l'état problématique et qui va nous permettre d'aller vers ce qui pousse vers la liberté de genre, vers la liberté de vie pour ces personnes.

L'obstacle de la pratique déficitaire

La problématique majeure, me semble-t-il, est donc ce hiatus, ces ambiguïtés qui sont interprétées, qui prennent une signification pour l'entourage, pour l'entourage social et que la question à traiter alors est celle de la faute, éventuellement, la faute qui souvent se raccorde dans notre civilisation capitaliste à celle du déficit.

Il y a des êtres qui seraient déficitaires, telle est la position de la majorité des psychiatres par rapport à la folie, telle est la position qui a longtemps été celle aussi des psychiatres par rapport à la transidentité.

Il faut quand même rappeler qu'effectivement, dans les théories psychiatriques ou psychanalytiques, c'est bien ce déficit qui est mis en avant et qui est traité comme déficit, alors que l'on voit bien qu'avec notre logique de fonctionnement de valeur, d'une valeur mettons de genre garçon qui ne fonctionne plus et qui va vers le fonctionnement d'une valeur fille, nous sommes dans une autre éthique qui est celle de la personne elle-même et où le partage de savoir du coup est donc facilité par cette éthique de forme valeur.

Cette position déficitaire de l'être humain a bien sûr été la source de la barbarie nazie au 20e siècle, la source de la plus grande catastrophe dans la civilisation, celle du nazisme.

Et donc qu'il convient de pouvoir traiter autrement, c'est une évidence, cette question de la transidentité, la question du genre, et pour cela, donc il convient de partager notre savoir commun entre humains, avec des personnes questionnées par leur genre, les personnes questionnées par leur valeur de genre, de pouvoir travailler avec elle, avec les associations trans, de pouvoir travailler ce phénomène humain pour pouvoir comprendre de façon logique, historique et humaine ce phénomène et éviter ainsi les rejets, les politiques de rejet où les attitudes de rejet qui finalement obéissent toujours à un principe, un principe qui est posé à la fois comme source de toute explication et comme réalité supérieure.

Docteur Hervé HUBERT

Troisième conférence :
L'OUTIL MARX EN ANALYSE PRATIQUE PSYCHO-SOCIALE

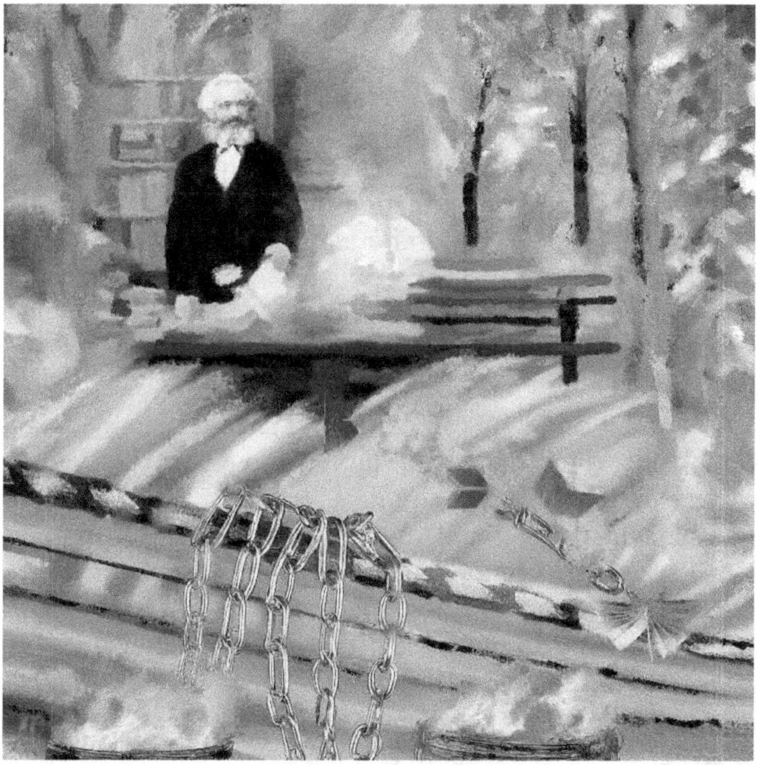

Cette série produite pour l'APPS par OCÉANS TÉLÉVISION propose des pistes pour mettre en place de nouvelles pratiques entre humains.

Elle s'appuie pour cela sur l'outil spécifique à l'APPS, le transfert social et ses effets dans le mental. Pour bâtir de nouveaux rapports sociaux, il convient de partir de la pratique concrète sociale.

Pour cela notre base de réflexions passe par l'outil Marx.

Un Marx et ça repart !

Voilà une formule qui a déjà été utilisée, mais qu'il conviendrait à mon sens de rendre populaire dans cette ambiance de prendre Marx comme un outil. C'est ce que je propose aujourd'hui, prendre Marx comme un outil, se servir de l'outil Marx, se servir de l'outil Marx pour résoudre des problèmes.

Il y a une formule connue qui est que la réponse est dans la question. Marx précise les choses, il indique : « La réponse est dans la formulation de la question », et voilà quelque chose qui est important pour nous à l'APPS (Analyse Pratique Psycho-Sociale), analystes praticiens travailleurs de la santé mentale se coltinant la souffrance dans le mental.

S'attacher et prendre garde à la formulation, c'est-à-dire à la forme d'une parole, d'une plainte, voilà déjà un exemple de « comment lire Marx, comment travailler avec Marx » nous aide comme outil.

Voici un premier repère pour bien définir le propos : l'APPS, une association, Analyse Pratique Psycho-Sociale, n'est pas une organisation marxiste. En effet, plusieurs d'entre nous ne se définissent pas comme tels. Toutefois, nous trouvons un intérêt à lire Marx et à travailler ses textes par rapport aux problèmes auxquels nous sommes confrontés. Il s'agit d'un intérêt pratique.

D'abord, pratique et non philosophique. Et là encore, on peut apprendre quelque chose de Marx : le primat, la priorité de la pratique.

Donc nous pouvons retenir deux choses, le primat de la forme, le primat de la pratique, mais il y a avec cette pratique un troisième terme-outil qui est celui de dialectique qui se connecte.

Il y a une priorité de la pratique à condition que cette dernière soit connectée à la théorie et qu'il y ait un mouvement entre cette théorie et cette pratique.

Transformer les rapports sociaux

Le but pour nous à l'APPS dans cette démarche est d'ailleurs de réfléchir sur de nouvelles pratiques pour les rapports humains, le but est bien de transformer les rapports sociaux et cela est certainement l'outil le plus important à dégager chez Marx : transformer le monde, transformer les relations humaines, transformer le rapport aux autres, transformer les rapports de l'individu avec son monde, transformer ensemble.

Alors, voici des questions-outils à mettre au travail, pouvoir prendre la forme valeur, pouvoir prendre la forme valeur des textes de Marx.

Dans « Le Capital », il a développé le concept de « forme-valeur » de manière très importante. Il associe la valeur dans la société capitaliste, notamment à celle de la forme. Il nous invite à considérer à nouveau la forme sous laquelle nous vivons, à analyser les apparences, à comprendre que les choses ne sont pas naturelles. Il s'agit de pouvoir travailler avec les outils de masques et d'apparences forgées par Marx, en plus de ceux de fétiche, fétiche de la marchandise, et de partir de là pour analyser la tromperie qui est organisée ainsi, et qui nous aliène.

La première question à mettre au travail est certainement de ne plus interpréter, mais de transformer, ainsi que Marx l'indique dans sa onzième thèse « vers Feuerbach ».

Alors ça, ça a des conséquences pour la pratique en psychothérapie : ne plus interpréter, mais transformer, accompagner une personne dans sa souffrance mentale pour transformer son rapport aux autres et non pas interpréter.

Mais, c'est valable bien sûr pour la psychothérapie, mais aussi pour n'importe quelle question humaine, et on voit bien, pour reprendre le terme de fétiche que j'utilisais tout à l'heure, de fétiche de la marchandise, on voit bien l'attraction, la fascination produite par une marchandise, par le monde des marchandises, la forme valeur capitaliste, et comment elle trompe.

Cela se reflète donc dans les rapports sociaux. Chaque personne qui souffre dans le mental doit pouvoir prendre en considération ce transfert du social, des rapports sociaux vers son mental.

Le monde enchanté des marchandises

On nous menace, nous vivons dans le monde enchanté des marchandises, des écrans, des smartphones, et c'est fabuleux, mais cette vie enchantée est en contradiction avec le fait que les producteurs de marchandises sont déconnectés de la propriété, des moyens de leur production, déconnectés pour que les propriétaires boursiers fassent du profit. Et là, Marx a aussi cet outil important d'analyser les rapports contradictoires que nous vivons.

Le meurtre des potentiels

Pour ces diktats de profit, pour ces impératifs de profit, de réalisation de profit et non de prise en compte des besoins humains, la réalité est que, pour que ce système global de production tienne, cela ne peut se faire qu'au prix de la menace et du meurtre, du meurtre des potentiels d'une vie humaine, cela nous est imposé.

Et cette destruction des potentiels de vie épanouie possible qui naîtrait de la prise en compte réelle des besoins humains, cette destruction des possibilités de cultiver ses capacités provoque un mal-être évident et on voudrait nous faire croire que cela vient du « ciboulot », du désordre chimique du cerveau ou bien encore de la bouillie œdipienne donnée à la petite cuillère.

Alors, ces petites sirènes doivent être démasquées dans leur idéologie.

La critique de l'idéologie

Là, il y a un autre outil important chez Marx, me semble-t-il, c'est la critique de l'idéologie qu'il fait très tôt dans son œuvre avec « L'Idéologie allemande ».

Et j'en déduis en ce qui me concerne qu'on ne combat pas une idéologie avec une autre idéologie, on combat une idéologie à partir de la pratique et par la prise en conscience que, justement, ce ne sont pas les idées qui organisent le monde.

L'idée hégélienne

Alors, c'est ce que je viens de dire au sujet du cerveau. Je le tire, le ciboulot, comme je disais, je le tire de la postface du Capital, dans sa version allemande, faite par Marx et où il y a quelque chose d'extrêmement important comme outil, c'est le renversement de l'enseignement de Hegel. Marx dit ainsi : « Ma méthode dialectique non seulement diffère par la base de la méthode hégélienne, mais elle est même l'exacte opposée. Pour Hegel, le mouvement de la pensée qu'il personnifie sous le nom de l'idée est le démiurge de la réalité, laquelle n'est que la forme phénoménale de l'idée. »

« Pour moi au contraire, le mouvement de la pensée n'est que la réflexion du mouvement réel transposé et transporté dans le cerveau de l'homme ».

Nous avons ainsi une poursuite du texte de la critique du droit politique hégélien fait en 1843, sur laquelle je vais revenir dans quelques instants, mais là, dire que l'idée hégélienne, c'est le démiurge de la réalité, c'est dire que c'est le Dieu de la Réalité de prendre l'idée comme Dieu.

Et voilà pourquoi j'insiste sur le fait qu'on ne combat pas une idéologie avec une autre idéologie et ça c'est un point important par rapport aux erreurs passées de l'histoire de l'hégéliano-marxisme.

Je crois que c'est vraiment un point important.

Le rapport entre la vie et la conscience

Marx poursuit dans « L'Idéologie allemande » sur un point donc aussi important qui est celui de renverser le rapport entre la vie et la conscience, il renverse le postulat qui faisait croire aux hommes que la conscience déterminait la vie.

En fonction des idées qu'ils ont dans la tête, les êtres sociaux organiseraient leurs échanges, leurs relations économiques, leur rapport au pouvoir, leur monde matériel. Ainsi fonctionne le préjugé dominant encore aujourd'hui en psychologie, en psychiatrie, mais aussi dans la vie courante, les idées organiseraient le monde.

Marx démontre le contraire, c'est le monde matériel et social qui produit les idées que les hommes ont dans leur tête.

Le renversement produit par Marx est simple, mais considérable, les idées ne fabriquent pas les conditions matérielles, ce sont les conditions matérielles qui fabriquent des idées.

Ce simple énoncé renverse les théories psychodynamiques actuelles, il s'agit comme dans l'économie politique, de faire dans la pratique, métamorphose théorique d'une théorie ancienne, et là donc c'est un outil essentiel pour nous praticiens de l'Analyse Pratique Psycho-Sociale que d'avoir cette boussole-là et de la reprendre avec les personnes que nous accompagnons, de travailler ensemble avec cette formule : « Ce ne sont pas les idées qui organisent le monde ».

Le renversement de Hegel par Marx

Alors, ce renversement hégélien, ce renversement de Hegel par Marx qui est apparu très tôt (il est apparu dès 1842) témoigne d'ailleurs de quelque chose de très fort chez Marx comme volonté de changer les conditions réelles et tout ce qu'il ne supporte plus.

Par exemple il écrit en 1842 dans la Gazette Rhénane à Arnold Ruge l'éditeur, et il vient de subir la censure de l'État, et Marx indique dans sa lettre :

« Il est mauvais d'assurer des tâches serviles, fut-ce au nom de la liberté et de se battre à coup d'épingle et non à coups de massue. J'en ai assez de l'hypocrisie, de la sottise de l'autorité brutale, j'en ai assez de notre docilité, de nos platitudes, de nos reculades, de nos querelles de mots. Je ne puis rien entreprendre en Allemagne, ici on se falsifie soi-même ».

Et toute cette lettre vraiment forte par rapport à un combat à mener est pour moi un outil, un outil fort dans les conditions actuelles que nous vivons dans le monde occidental capitaliste.

Et c'est ce refus d'une vie humaine qui ne vaudrait la peine d'être vécue socialement, qui va orienter Marx dans son analyse sur ce que produisent les modes de production liés au vampirisme du capital.

Il s'agit de travailler les questions des conditions de vie concrètes, les inégalités obscènes, la question de l'État capitaliste, et tout cela peut faire la richesse des outils pour aujourd'hui.

Marx et la poésie

Dans cette critique des apparences, il mêle beaucoup de poésie à son analyse scientifique, et cela me paraît aussi un outil très important.

Marx est un scientifique et ce point me concerne aussi en tant que médecin, Marx est un scientifique, mais il y mêle la poésie, il arrive à faire cette connexion extraordinaire entre la poésie et la science et ça donne d'autres potentiels, notamment en ce qui concerne les sciences sociales auxquelles nous sommes attachés à l'Analyse Pratique Psycho-Sociale.

Marx et la religion

Dans son « Introduction à la critique des fondements du droit de Hegel », il explique sa critique de la religion : « La religion, c'est le soupir de la créature accablée par le malheur, l'âme d'un monde sans cœur, de même que c'est l'esprit d'une époque sans esprit. C'est l'opium du peuple. »

Cette formule bien connue s'accompagne de la phrase très forte :

« La misère religieuse est d'une part l'expression de la misère réelle et d'autre part la protestation contre la misère réelle ».

Alors voilà un outil là aussi essentiel pour nous lorsque quelqu'un vient exprimer sa plainte, sa plainte de vivre un mal de vivre, comment on voit à la fois l'expression de sa misère réelle, mais aussi sa protestation contre la misère entretenue par l'illusion de son rapport au monde.

Là, c'est un exemple de religion, et, bien sûr, chacun a une certaine conception religieuse du monde. C'est précisément le poids des idées et du système social qui l'impose. Pour nous, cette fonction de misère, qui montre vraiment une misère, et une protestation, est bien plus forte que celles données par les symptômes de la psychiatrie ou de la psychanalyse.

Marx et l'art

Là, c'est donc là quelque chose d'important pour moi de souligner dans l'outil Marx aussi son outil artistique qui se mêle encore une fois à la science.

Il ne s'agit pas du tout d'opposer le versant artistique à la science, mais plutôt de voir que celle-ci ouvre d'autres perspectives pour la science et la raison en approfondissant son rapport avec l'irrationnel.

Alors ce côté artistique chez Marx, on le trouve dans sa correspondance lorsqu'il écrit à Engels en juillet 1865, donc deux ans avant la publication de son œuvre majeure « Le Capital », il confie à Engels :

« Maintenant, en ce qui concerne mon travail, je vais te dire la vérité, quels qu'en soient les défauts, l'avantage de mes écrits est qu'ils forment un ensemble artistique ».

L'art révolutionnaire

Voilà sur quoi je terminerai puisqu'il y a dans la création, dans la poésie, une question d'un art de faire et que cet art de faire c'est aussi ce qui doit nous pousser, nous pousser vers l'art révolutionnaire de changer les rapports sociaux.

Docteur Hervé HUBERT

Quatrième conférence : LE TRANSFERT DU SOCIAL DANS LE MENTAL

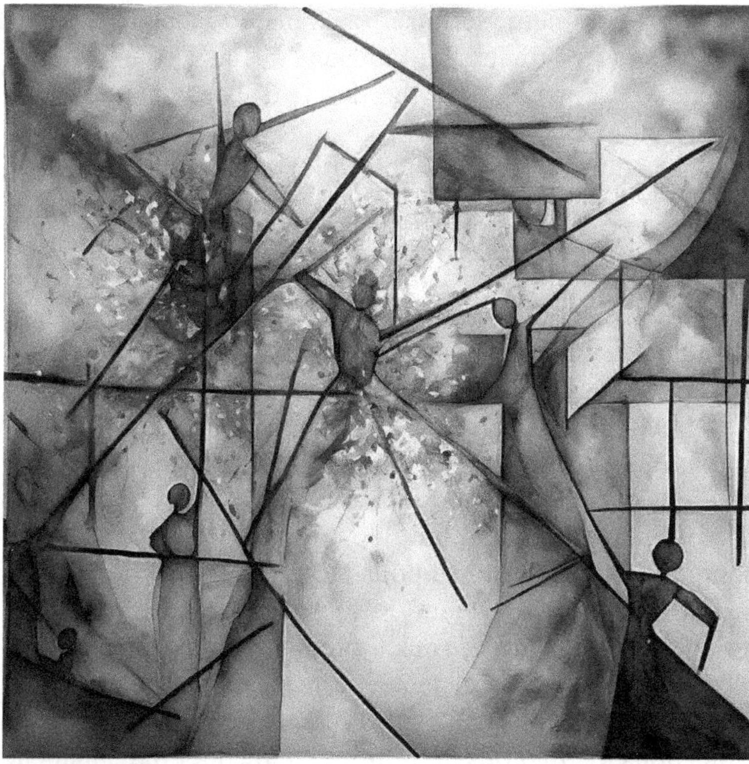

Bonjour,

Aujourd'hui, je vais vous présenter le concept de « transfert social », que nous avons développé en équipe lors de nos séances à l'APPS (Analyse Pratique Psycho-Sociale). Ce concept est crucial pour nous, car il nous permet de modifier des choses, des pratiques, non seulement dans l'individuel, mais aussi dans le collectif.

Le transfert social

C'est à partir de 2008 que j'ai commencé à en parler dans des séminaires hébergés à la Maison des Sciences de l'Homme à Paris sur la question du défaut de civilisation.

Alors, comment définir le « transfert social » ? C'est complexe, j'y reviendrai plusieurs fois pour donner différentes touches, et aborderai d'abord la question transférentielle.

Nous pourrions d'abord définir le transfert social comme étant la relation qui existe dans le social entre les personnes, entre les « camarades humains », pour reprendre l'expression du psychiatre/antipsychiatre américain Thomas Szasz. Les camarades humains, je trouve cette formulation très intéressante.

N'étant pas du tout antipsychiatre dans la lignée de Szasz, j'ai prélevé cependant ce syntagme de « camarades humains » pour dire justement comment nous voyons nos relations dans un transfert humain.

Pour autant, aujourd'hui, le mot « transfert » dans la vie courante est plutôt utilisé pour parler du transfert d'argent ou du transfert de joueurs de football. C'est comme cela qu'on l'utilise dans la société actuelle. En même temps, c'est cela la vraie consistance du transfert social : il s'agit d'un transfert matériel, d'un transfert de valeur concrète. Nous nous distinguons donc complètement et radicalement du transfert psychanalytique, de cette conception transférentielle basée sur l'amour, j'y reviendrai tout à l'heure.

L'apport de Marx : la relation transférentielle entre les marchandises

Notre outil à l'APPS c'est Marx, j'en ai parlé précédemment et il est tout à fait important de voir que, dans le livre I du « Capital », dans la première section, Marx déploie donc les questions de la valeur, de la monnaie et de l'argent, analyse la genèse historique de ces trois fondamentaux de la vie sociale économique.

Alors, il est approprié de prendre aujourd'hui les outils que Marx a fournis dans le livre I, où il définit un certain transfert, de relation transférentielle, et où il parle d'un rapport, que je nomme transférentiel, entre deux marchandises : la toile et l'habit.

Il indique que c'est dans la fréquentation avec une autre marchandise, l'habit, que la toile parle et qu'elle livre ses pensées dans la seule langue qu'elle parle couramment, la langue des marchandises.

Voici des propos de Marx qui sont extrêmement intéressants et qui ont le pouvoir de donner un sens à notre vie, dans ce que nous vivons dans le transfert social et dans les relations humaines. Cette langue-là décrit le rapport au travail humain et à l'égalité dans le contexte de la production capitaliste. Rapport au travail et rapport à l'égalité, voilà deux thèmes qui se connectent au transfert social. Cela est une façon qui marque la différence par rapport à ce qu'on a appelé transfert dans les années 60-70, où c'était la grande mode de parler du transfert, de transférer envers son analyste, par exemple.

Ce n'est pas une relation basée uniquement sur l'amour, mais il faut y voir un jeu de valeurs transférentielles, matérielles, dans lequel nous sommes pris. Ce jeu de valeurs concerne évidemment aussi l'amour, mais aussi, les mots, les images et les ressentis corporels. Il est clair que nous avons affaire à une chose entièrement ancrée dans du matériel historique et qu'il s'agit de reprendre en individuel, l'histoire d'une personne de manière matérielle et historique, et, dans le collectif, reprendre l'histoire du monde, l'histoire des sociétés à partir de ces valeurs historiques et matérielles. Comment les humains peuvent-ils communiquer autrement que par le langage des marchandises dans un monde dominé par la mondialisation du capitalisme et la montée des répressions de toutes sortes ? Comment faire autrement et mettre en place une pratique sociale autre ?

Concrètement, cela nécessite d'établir un nouveau rapport entre la pratique et la théorie, d'établir de nouveaux rapports sociaux, d'aborder la question sociale à partir d'une base autre et c'est cela que nous mettons en avant avec cet enjeu de civilisation cruciale.

Nous prenons donc cet outil du transfert social puisque, effectivement, nous avons des potentiels énormes qui sont définis par les avancées du savoir humain et les nouvelles technologies, il suffirait de changer le fondement des pratiques sociales pour modifier la vie.

Que faire et comment faire pour partir concrètement d'une base autre dans ce 21e siècle qui oscille entre espoir gigantesque et rapport meurtrier plus ou moins masqué ?

Donc, voilà l'enjeu de bien définir cet outil du transfert social, à la fois dans le collectif et dans l'individuel.

Je l'ai opposé en partie tout à l'heure au transfert psychanalytique, mais il est important de comprendre que cette opposition est dialectique, c'est-à-dire qu'elle repose sur des contradictions. Dans mon parcours professionnel, j'ai été psychanalyste et j'ai donc travaillé avec ces outils. J'ai ensuite identifié leurs limites et c'est à partir de ce constat que le concept de transfert social m'est apparu, et donc une pratique du transfert totalement nouvelle.

Mais il convient de ne pas rejeter ça, c'est important je pense aussi, dans d'autres registres. Autrement dit, ce n'est pas parce qu'un point de vue est idéaliste et métaphysique, comme Freud l'énonçait, qu'il est déconseillé de considérer en même temps que ce point de vue émane d'une expérience humaine et sociale et qu'elle génère un certain savoir.

Une mise en dialectique avec le Freud du *Massen-psychologie und Ich-Analyse*

Il convient de faire une dialectique contradictoire entre les positions matérialistes historiques et les positions idéalistes métaphysiques et d'avoir un jeu dialectique entre les différents concepts. Dans l'histoire du transfert social, il y a eu, notamment donc dans ces années 2008, dont je parlais au tout départ, sur le défaut de civilisation dans l'histoire, un apport freudien que j'ai pris essentiellement à partir de livres de Freud sur l'analyse du Moi et le rapport à la foule.

En ce qui concerne « Psychologie des masses et analyse du Moi », et comment dire, le rapport à la foule, ce n'est pas le terme exact, j'achoppe un peu sur ce sens, sans raison apparente. Peut-être est-ce justement le biais transférentiel envers cet ouvrage ancien qui me fait lapsus. Dans tous les cas, dans cet ouvrage-là, l'analyse des foules et l'analyse du Moi en quelque sorte, pour aller vite, Freud prend justement comme exemple en 1921 l'ouvrage de Gustave Lebon « Psychologie des foules ».

Cet autodidacte français avait écrit le rapport qu'il voyait entre un meneur et la foule, c'était un ouvrage célèbre qui a donc servi à Freud de base et qu'il met en avant en 1921.

Et le poids central dans cette œuvre de Freud, c'est de créer un axe, de produire un axe géométrique du transfert. Cet axe géométrique du transfert, je vous le montre ainsi : c'est donc un rapport entre un axe vertical du transfert et un axe horizontal du transfert.

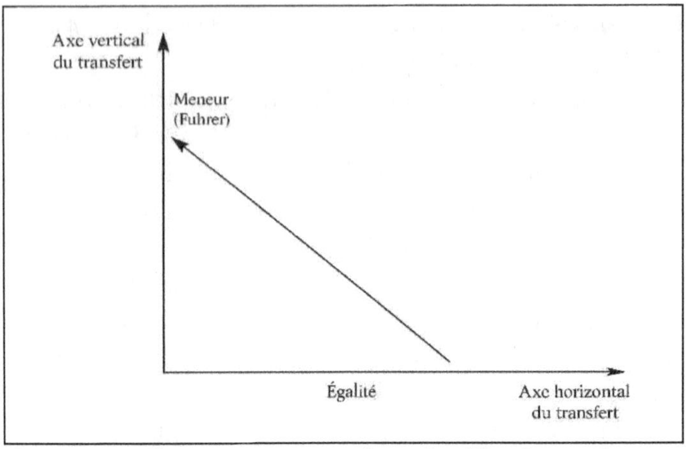

Comment il y a un transfert de l'horizontal vers le vertical et comment les humains, les gens, le peuple placés sur l'horizontale, transfèrent-ils vers le meneur ? Celui-ci, traduit en allemand par Freud, donne évidemment « Führer ».

Nous étions en 1921 et le « Führer » avait une tout autre signification historique évidemment.

Mais il y a donc un transfert de l'horizontal vers le vertical et avec un retour également du vertical vers l'horizontal, c'est-à-dire qu'il y a des effets - agent effet produit -.

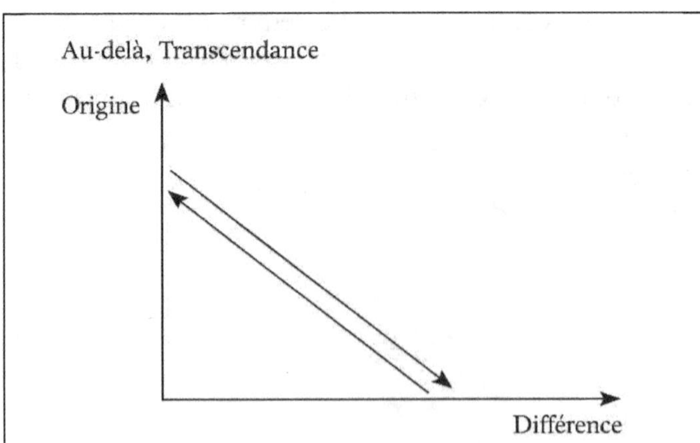

Je trouvais effectivement que ce texte flou était peut-être le texte le plus marxiste d'un certain point de vue, du moins sur le plan du social, puisque Freud aborde la pulsion sociale et l'angoisse sociale qui sont quand même des thèmes omniprésents de nos jours. Mais, il décrit donc une relation qu'il y a entre la masse et le meneur, sans jamais utiliser le terme 'transfert'. Or, on sent bien qu'il s'agit de transfert. C'est comme ça, en lien avec Marx également, que le mot « transfert social » m'est venu.

Alors, justement, c'est tout à fait intéressant de voir comment Freud place les choses du côté de la libido et de l'amour.

Chaque individu isolé est lié libidinalement d'une part au meneur, d'autre part aux autres individus de la foule. Certes, il voit donc un transfert libidinal vers le meneur et les individus de la foule, mais il place également la libido et donc aussi l'amour, amour et sexualité sur l'axe vertical, un chef suprême est là, qui aime tous les individus de la foule d'un égal amour.

C'est ça, c'est-à-dire que les personnes qui constituent la foule ont l'illusion de pouvoir être aimées de manière égale par le meneur, par le chef, et c'est ainsi que Freud analyse les choses en faisant le lien avec le fondement concret de la civilisation européenne, le christianisme.

Il écrit : « Un courant démocratique traverse l'église précisément parce que, devant le Christ, tous sont égaux, tous partagent son amour de manière égale ».

Et donc, à partir de là, s'affirme l'idée que chacun peut être aimé de façon égale par le Führer, signe transférentiel d'égalité, et, sur l'axe horizontal règne une compulsion à égaler les autres.

L'amour en rapport avec l'axe vertical a un effet déterminant sur l'axe horizontal. Il convient de saisir comment l'amour allant vers et venant du vertical à un effet sur la cohésion de la masse et l'affect qui existe entre les membres du groupe, de la masse.

Donc, nous avons quelque chose d'important : la place de l'amour dans la thérapie psychanalytique et la manière dont Freud l'intègre dans son analyse du rapport entre l'analyse du Moi et la psychologie des foules.

Voilà ce qui est important : c'est de voir que Freud expose sa théorie, qui est donc une théorie métaphysique de l'au-delà, une théorie idéaliste, et qui, en définitive, ne peut aboutir à quelque chose de réellement opérant. Cependant, elle part de ce thème crucial chez les humains, celui de l'amour et de la sexualité, et il faut pouvoir l'analyser à partir d'une autre base que celle de Freud. Il faut privilégier cet axe, mais, en même temps, il faut saisir l'objet « amour », le rapport « amour », le rapport qui existe entre les êtres humains, en couple, dans le groupe familial, mais aussi dans la vie courante.

C'est ça, le transfert social. Il faut pouvoir l'examiner non pas à partir du concept d'amour, qui est vraiment trop flou, mais à partir du concept de l'histoire, de l'histoire d'une personne ou d'un groupe. Une personne, c'est déjà un groupe en quelque sorte. On peut ainsi saisir des effets objectifs décrits par Freud en partie. On peut les reprendre autrement, comme Politzer l'a proposé dans sa critique de la psychanalyse. Les faits mis en évidence par celle-ci doivent être analysés à la lumière du matérialisme historique. On ne doit pas considérer l'objet amour avec l'amour, mais plutôt l'objet avec l'histoire matérielle historique.

C'est donc à partir de ce point-là que j'ai développé le transfert social d'une autre manière, que j'ai nommé « transfert de valeurs », en référence à Marx. En effet, à notre insu, nous transférons des valeurs, comme on l'a vu dès le départ dans Le Capital : la valeur, la valeur de vie, comment elle communique, comment elle parle.

Le transfert de valeurs, *Wertübertragung*

J'ai choisi d'appeler cela « transfert de valeur » en empruntant ce terme en allemand au Capital de Marx, « Wertübertragung », qui signifie « transfert de valeur ». Il est intéressant de noter que Freud utilise le terme « Ubertragung » pour décrire le transfert psychanalytique. En utilisant le terme de « transfert de valeur » de « Wertübertragung », nous faisons un bond qualitatif, à mon avis. Cela se trouve dans la section 2 du Capital, où Marx se concentre sur la forme de la valeur de la marchandise et son rapport au fonctionnement de la société, au fonctionnement économique et les rapports sociaux et les rapports entre humains. Dans cette première section, de nombreux points d'analyse sont mis en position d'homologie entre les rapports d'échanges entre les marchandises et les rapports humains. Marx l'explicite clairement dans une note de bas de page 60 de la version PUF, référence universitaire de l'édition du Capital.

Il écrit : « A certains égards qu'il en va de l'être humain comme de la marchandise. Il ne naît pas avec un miroir ni la formule du « moi » de Fichte. Il découvre d'abord son reflet dans le miroir d'un autre être humain ». Par conséquent, l'objet de l'analyse de Marx dans la première partie du « Capital » est l'étude des relations que les individus tissent dans le social. Les ressorts qui rendent ces relations intelligibles sont fondés sur l'hypothèse que l'être humain est un être social. Mais il déploie donc une logique transférentielle qui est précieuse et qui part d'une autre base que le transfert psychanalytique, et nous procédons ainsi à un renversement porteur dans notre travail d'analyse du transfert social, tant en individuel qu'en collectif.

Il y a bien sûr un chapitre très important du Capital pour bien saisir ce concept de transfert social qui est celui du fétichisme des marchandises

Dans le livre I du Capital, Marx parle du caractère fétiche de la marchandise et de son secret. Il parle alors de secret, de fantasmagorie, de transformation, et il y a là aussi connexion avec ce qui sera développé plus tard par Freud sans aucune référence à Marx. Il s'agit du rapport au caché, au trompeur, à l'attribution, au jeu d'attribution de valeurs, à l'insu et au ne pas vouloir savoir. Tous ces termes que Freud et les autres psychanalystes, notamment Lacan, ont pu reprendre sont déjà chez Marx, mais pris justement dans quelque chose qui relie l'individu à la société et donc au mode de production historique économique de cette société.

Il y a donc déjà quelque chose de préliminaire que nous avons pu saisir, après l'expérience psychanalytique comme expérience de savoir tout à fait nouvelle et mise en opposition dialectique contradictoire.

Je cite Marx, « Ce n'est donc pas parce que les produits de leur travail ne vaudraient pour eux que comme enveloppe matérielle d'un travail humain différencié que les hommes établissent des relations mutuelles de valeur entre les choses. C'est l'inverse, c'est en posant dans l'échange leurs divers produits comme égaux à titre de valeur qu'ils posent leurs travaux différents comme égaux entre eux à titre de travail humain. Ils ne le réalisent pas, mais ils le font pratiquement. La valeur n'est pas gravée sur le front, mais elle transforme tout produit du travail en hiéroglyphes sociaux. Par la suite, les hommes cherchent à déchiffrer le sens du hiéroglyphe social. Ils cherchent à percer le secret de leur propre produit social, car la détermination des objets, des objets d'usage comme valeur, et leur propre production sociale se font au même titre que le langage ».

Donc, voilà tout un paragraphe qu'il conviendrait de déployer autrement une prochaine fois, mais qui était vraiment essentiel pour saisir ce qui il y a de caché, de trompeur dans la vie sociale humaine qui est produit par les individus eux-mêmes du fait même du rôle joué par la valeur d'échange dans le système capitaliste. Comment cette valeur d'échange pose-t-elle les choses comme des travaux faits, comme équivalents, comme égaux alors qu'ils sont différents. Comment il y a ce transfert-là qui est prédominant et qui retentit, qui retentit dans beaucoup de domaines sociaux et politiques aujourd'hui, c'est qu'il s'agit donc de trouver un sens avec un potentiel transformateur, tant en individuel qu'au plan social.

C'est en posant dans l'échange leurs divers produits comme égaux à titre de valeur qu'ils posent leurs travaux différents comme égaux entre eux à titre de travail humain.

« Ils ne le savent pas, mais ils le font pratiquement », alors là c'est un autre aspect du transfert social qui touche à l'inconscient, à l'insu du faire, à l'insu.

« Ils ne le savent pas, mais ils le font pratiquement », c'est l'insu du transfert social, qui part d'une base complètement différente de l'inconscient psychanalytique. Nous avions déjà souligné, comme Politzer en 1928 dans sa « Critique des fondements de la psychologie », que, selon lui, dans la trouvaille freudienne, le concept d'inconscient est un obstacle pour aller vers une psychologie concrète, une pratique psychothérapique concrète, car il s'agit d'un obstacle métaphysique.

Et voilà la chose importante donc, dans les rapports dialectiques dont je parlais entre métaphysique et matérialisme historique, de voir comment donc Freud peut apporter des choses nouvelles, mais que ces choses nouvelles ont un obstacle forcément du point de vue métaphysique et qu'il convient donc de cerner cet obstacle pour le transformer dialectiquement en quelque chose de révolutionnaire.

Et c'est ce que nous tentons de faire donc à l'APPS avec cette forme valeur qui a un rôle crucial dans la logique humaine, cette forme valeur qui justement se transforme dans les échanges et que, si l'insu est du côté du faire, « ils ne le savent pas, mais ils le font pratiquement », ça révolutionne là aussi la pratique.

Docteur Hervé HUBERT

Cinquième conférence : OPUS 1. PASSION POÉTIQUE EN FORME D'ENFANT

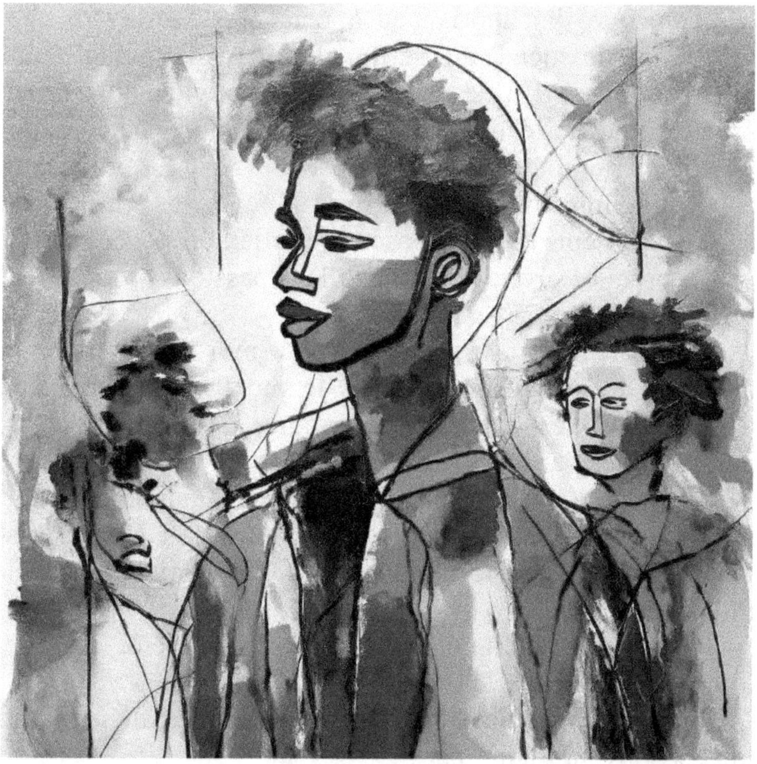

Bonjour,

Aujourd'hui, je souhaite vous parler du thème « il n'y a pas de maladie mentale ».

Je consacrerai plusieurs volets à ce thème très important, dont le titre pourrait paraître provocateur pour un psychiatre.

Il n'y a pas de maladie mentale. Mon objectif est de faire comprendre que, bien évidemment, dans ma pratique, je constate de la souffrance psychique, de la souffrance dans le mental chez les personnes qui viennent me consulter.

C’est une évidence. Cependant, nous l’avons vu la fois précédente, il y a un transfert du social vers le mental.

Il y a une souffrance du social qui se transfère dans le mental pour faire souffrance dans le mental

Et ce que j’ai appris peu à peu, c’est qu’il y a une souffrance du social, qui se transfère dans le mental pour faire souffrance dans le mental, et qu’il convient donc de se séparer de cette idée qu’il y aurait une entité mentale qui fonctionnerait toute seule. Or, c’est là la base essentielle du concept de maladie mentale. C’est là où je vais, peu à peu, en plusieurs épisodes, proposer une réflexion sur ce sujet.

La première réflexion s'appelle « passion poétique en forme d'enfant ».

Il est effectivement important pour moi de reprendre la question de la souffrance dans le mental dès l'enfance, d'autant que c'est à partir de l'enfance que s'organise les personnalités dans le social.

Par rapport à ce fait, « il n'y a pas de maladie mentale », le propos de Marx tenu en 1844 dans ses Manuscrits Parisiens, me paraît formidable dans une formulation où il indique :

- « Le pâtir humain, compris humainement, est une jouissance de soi de l'homme ».

Voici la traduction la plus proche du texte allemand et qui est souvent traduit par :

- « la souffrance humaine est une jouissance que l'homme a de soi ».

Donc, ça, c’est une formule vraiment extrêmement importante pour comprendre pourquoi il n’y a pas de maladie mentale, pourquoi il y a ce transfert d’une souffrance du social vers le mental.

1844, c'est 100 ans avant la libération de Paris où circulait bien sûr l'enthousiasme de « plus jamais la guerre », effectivement, il y a une libération du nazisme, mais il n'y a pas eu une libération du capitalisme.

Citant Jaurès :

- « Le capitalisme porte en lui la guerre comme la nuée porte l'orage ».

Cela veut dire que c'est vraiment ce capitalisme qui pousse à la guerre, à la destruction, donc à la souffrance.

Le refus de la catégorisation et de la ségrégation des humains

Je fais référence au nazisme parce que, justement, cela a à voir avec le fait « qu'il n'y a pas de maladie mentale »

À travers la catégorisation et la ségrégation que portait le nazisme, que porte toujours le nazisme, Lacan à ce propos a une réflexion intéressante indiquant que le nazisme est le précurseur de l'éruption d'un monde organisé sous toutes les formes de ségrégation, et que la science y participe.

Là aussi c'est un élément à prendre en considération pour formuler « il n'y a pas de maladie mentale », à condition bien sûr de trouver une logique claire, précise, pour pouvoir traiter avec les personnes concernées les souffrances dans le mental.

Et c'est ce à quoi je vais m'employer dans ces conférences.

Il y a un pâtir humain dans le social qui fait question dans notre mental

« Passion poétique en forme d'enfant ».

Il n'y a donc pas de maladie mentale, mais il y a un pâtir humain, nous indique Marx, un pâtir humain dans le social qui fait question dans notre mental à l'insu même de ce dernier.

Telle est la maxime que je propose de mettre au travail dans le monde psychiatrique, dans le monde qui s'intéresse à cette souffrance dans le mental, c'est-à-dire finalement tout le monde.

Je pense, d'après mon expérience des rencontres humaines, que ce pâtir humain naît dans l'enfance la plus précoce, même si l'« infans », voici le terme que j'utilise ici, du latin qui veut dire « privé de parole », qui n'a pas de parole, c'est l'enfant avant l'accès à la parole, l'enfant qui ne parle donc pas encore.

Je vais partir de là, même si l'infans ne parle pas, il témoigne d'un pâtir et donc d'une passion. Le mot « passion » vient du verbe « pâtir », qui signifie « souffrir ». On voit donc le lien avec cette phrase de Marx.

Quel est le destin de cet infans ?

Nul ne peut le savoir, car il n'y a jamais de philosophie de l'histoire. Ce qui peut être su dans l'expérience humaine est que l'infans bouleverse la rationalisation mentale, bouleverse un ordre établi dans les rapports sociaux, dans les rapports du couple, de la famille, de la crèche, de l'école.

L'infans, c'est celui qui ne parle pas, et cela lui confère une puissance énorme, mais aussi son contraire, la menace. Cette menace peut mettre en péril l'équilibre du couple, de la famille et de la crèche, et peut se transformer en crainte fantasmée de sa mort ou de son meurtre.

Connexions mots/images/corps

J'ai appris très tôt, comme tout être humain, que croire que la pratique de la parole seule résoudrait les conflits serait illusoire. L'acte, l'action, le « faire » prédominent.

Cet infans nous apprend que son corps pulsionnel prend le dessus dans son monde, puis que sa forme image, reconnue dans le miroir du semblable, libère sa poésie d'en « dire quelque chose ».

Et là, nous avons le point fondamental que j'ai déjà développé de la connexion entre le dire, le mot, l'image, l'image du semblable, et ce ressenti corporel ces émotions.

Ceci est une expérience fondamentale pour celui qui devient enfant, et donc c'est à partir de ces connexions mots/images/corps qu'on va pouvoir repérer comment aider, avec la personne elle-même, avec l'enfant lui-même, mais avec l'enfant devenu adulte plus tard.

Comment aider donc à sortir de l'impasse dans laquelle il est, qui dépend du social, mais se place donc dans le mental sous cette forme mot/image/corps ?

Les trous du corps par où passent l'air, la bouffe, la merde, la pisse, le bruit, la voix, trouvent une autre socialisation, une rationalisation avec ce mot/image/corps.

Le fait social du « dire » s'est noué aux sensations de corps via l'image, et c'est par sa relation à son semblable que l'enfant se réfère à lui-même en tant qu'enfant.

La poésie est création, fabrication dont le fondement passe par la voix, dire par la voix, et c'est à cet endroit que la passion démarre.

Dans la passion, nous sommes dans un rapport au bouleversement, au « déboussolement ».

La passion retourne, renverse.

Le fait de subir, de souffrir, d'éprouver, transforme la passivité en activité.

Il reste un point essentiel : « le pâtir humain, compris humainement, est une jouissance de soi de l'homme », disais-je à propos de Marx dans les Manuscrits parisiens en 1844.

Les rapports au regard, à l'image et à la voix s'enflamment, l'objet sonore devient musical, l'objet scopique se transforme en photographie, le geste corporel devient pictural, la passion bouscule la prison des rationalisations, elle pousse à « *donner à la raison des ailes vagabondes* » pour reprendre le vers de Paul Eluard.

Cela n'est pas toléré aisément, et cette intolérance commence par la façon de rejeter la poésie qui fait naître l'enfant à la passion.

Cette poésie infantile est fabuleuse : émerveillement, découvertes, inventions. Je la retrouve aussi enfouie dans ce qui est un simple blocage, parfois, du potentiel en souffrance d'un enfant. Ce blocage pourrait prendre l'allure d'une catégorie mentale, d'une maladie mentale selon l'ordre capitaliste patriarcal qui nous gouverne.

Docteur Hervé HUBERT

Sixième conférence :
OPUS 2 – LE BLOCAGE DE LA STRUCTURE

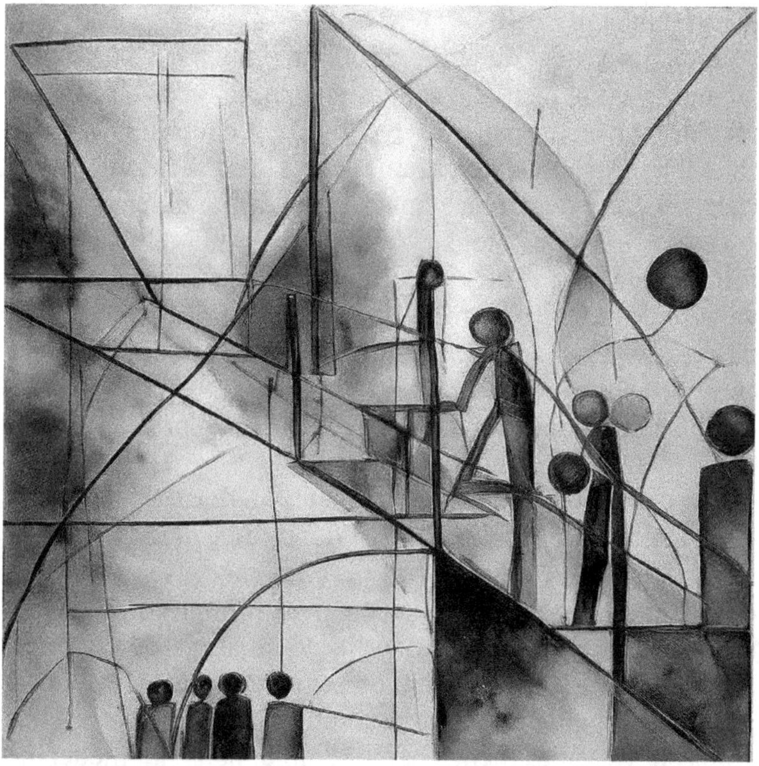

Bonjour,

Je souhaite poursuivre aujourd'hui sur la question fondamentale : « Il n'y a pas de maladie mentale, mais une problématique du transfert du social dans le mental, une problématique de la souffrance du social dans le mental ».

Dans la première « partie poésie en forme d'enfant », nous avions indiqué comment les entraves sociales par rapport au développement de l'enfant avaient fait de lui un poète assassiné.

Cette formule est forte et terriblement vraie, rappelant le point fondamental du meurtre social qui caractérise la vie sociale humaine dans le système de production capitaliste, meurtre social qui va accompagner toutes les souffrances dans le mental.

Il est important de comprendre qu'il n'y a pas une entité mentale, que le mental n'est pas une entité, mais un rapport vivant traversé par des poussées contraires. Cette caractéristique transférentielle fait notre boussole dans l'accueil d'une personne, dans la façon de travailler avec elle, avec toutes les questions qu'elle porte et qui véhiculent les formes valeurs qu'elle vit. Formes valeurs des mots, formes valeurs des images, formes valeurs des ressentis corporels qui animent sa vie avec les autres et avec elle-même, pour cette personne en souffrance.

Nous sommes donc loin de schémas préétablis qui concernent la psychiatrie actuelle.

La critique du monocentrage en médecine

Dans la psychiatrie actuelle donc, c'est une part de la médecine consacrée à l'esprit ou au mental. Il y a, comme dans toute la médecine occidentale, un monocentrage, un monocentrage, notamment sur la nomination, de nommer, nous sommes dans une situation occidentale de la révélation, par le nom, par le mot, par la nomination.

Il en est autrement, par exemple dans la médecine chinoise traditionnelle, adaptée d'ailleurs au moderne, où il n'y a pas ce monocentrage, par exemple sur la cellule, mais sur ce qui environne la cellule, sur le tissu aquatique qui entoure cette cellule. Comment cet environnement est aussi important, comment les choses sont plurielles.

Nous sommes pris donc dans des rapports pluriels, d'expression, de valeurs expressives qui concernent les mots, les images et les corps.

Et là, aujourd'hui, je voudrais souligner comment la structure, la structure qui s'est imposée dans le fonctionnement psychiatrique de la santé mentale d'aujourd'hui, qui date des années 60 avec le structuralisme, nous met finalement en prison.

Alors, cette structure, effectivement, c'est un truc qui dure et qui s'accorde à ce que nous avons mis en évidence, là comme une autre prison fondamentale qui est la psychopathologie et ses classifications de malade mental.

Et donc, cette structure montre bien le gouffre qui existe entre la façon de voir classique, prédominante, et l'accueil que nous faisons à l'APPS d'une pratique de transfert envers un camarade poète qui est en souffrance. Cette souffrance, encore une fois, de ce qui se transfère du social dans le mental.

Alors, ça serait intéressant de voir comment cette structure s'est imposée dans les années 60, où il y a eu beaucoup de succès.

Quoi de plus séduisant effectivement qu'une explication où l'ensemble structurel relie la partie et le tout et donne ainsi tant de puissance à l'esprit : c'est le phénomène historique fondamental qui est de donner de la puissance à l'esprit et au mental pour finalement le couper du social et surtout de l'histoire sociale, de la production même de cette histoire sociale individuelle et collective.

L'appât de la science du langage

Et ce qui a été déterminant dans cette captation par le phénomène du structuralisme est certainement l'appât linguistique, la science du langage.

Le langage est devenu le fait culturel par excellence qui distingue l'homme de l'animal. La linguistique fut proclamée science, elle est devenue le poisson-pilote de cette aventure du structuralisme et donc de la structure.

Bien évidemment, le langage, qui est un produit social, selon ce que dit Marx dans « L'Idéologie allemande » et ailleurs, revêt une grande importance dans la manière dont nous allons aborder la souffrance dans le mental de la personne.

Le philosophe marxiste Georges Politzer, à ce sujet-là, a été un précurseur lorsqu'il interprète Freud dès 1928 comme celui qui met en forme le récit humain, le récit d'une histoire.

Simplement, Politzer finalement fait bien le partage dès ce moment-là entre le concret et l'abstrait. Il va vers le développement d'une psychologie concrète et non pas celle d'une psychologie abstraite, alors que, justement le structuralisme et la notion de structure vont déployer comme abstraction obscurcissante finalement.

Il s'agit de se fier au récit concret qui fait drame et signification pour la personne ainsi que l'indique Georges Politzer.

Lacan, après avoir souligné ce point positif, va développer au contraire un discours privilégiant l'abstraction, privilégiant ce structuralisme.

Le vivant comme rapport social contre la prison-séduction de la structure

Il est important de voir justement les impasses liées à la psychanalyse classique, et que la structure freudienne névrose, psychose et perversion a été une impasse totale sur le concret du vivant, du vivant comme rapport social.

Et alors, cette vieille structure névrose, psychose et perversion a trouvé avec Lacan et avec le développement du structuralisme, ses habits de jeunesse pour pouvoir convoler avec les dandys, les dandys de la Société des années 60-70.

La dialectique hégéliano-marxiste avait, quant à elle du coup, une jeune concurrente bien plus séduisante, bien plus dans le vent de la liberté pour faire danser ensemble les différents champs des sciences sociales et humaines.

Mais cela était au prix, de ce succès structuraliste, au prix de gommer finalement la production d'histoire, l'histoire devenait une articulation entre la synchronie et la diachronie, où tout s'expliquait comme dans un livre.

C'est dans ce point précis, au niveau pratique, que dans la théorie s'organisa le hiatus avec le vivant, puisque l'histoire n'est pas un livre.

Et là on retrouve, justement, l'impasse de la médecine occidentale à privilégier le nom, la nomination, la nomination des catégories, en médecine en général, mais bien sûr, avec beaucoup de dommages, en psychiatrie.

Donc, ce transfert actif de la vie sociale c'est ce que l'on apprend normalement dans une rencontre humaine avec un praticien qui n'est pas trop dur de la feuille.

Mais ce postulat de structure peut rendre sourd, au sens où les choses deviennent anhistoriques, sans histoire. Le « a » privatif de l'histoire de l'anhistorique, un âne historique, véritablement, dans le sens où l'appareil de lecture des symptômes, de la structure devient un simple appareil de lecture d'une vie humaine. Cet appareil de lecture est déjà préétabli, tout est déjà écrit à l'avance dans la structure ; plus ça change, plus c'est la même chose, pourrait-on dire, pour les histoires qui rentrent dans le cadre de la structure.

Il y a quelque chose d'absolument conservateur, ce qui est un obstacle évident pour interpréter les mouvements de la vie personnelle et sociale.

Le primat de la pratique sociale et d'histoire réelle sont au-devant de la scène chez Marx lorsqu'il renverse Hegel. On a ce fondement-là, fondamental dès 1845, dans « L'Idéologie allemande », et même auparavant encore, avec la critique de Hegel et du droit hégélien. On a quelque chose là de précurseur par rapport à ce débat des années 60-70 entre structuralisme et marxisme, mais qui a été finalement méconnu.

Comment le structuralisme a certainement gagné en aura par rapport au marxisme, du fait que ce marxisme était pris comme une idéologie et non comme une théorie vivante, puisqu'effectivement, le fond du problème, c'est aussi le rapport au savoir :

Qu'est-ce que l'on sait finalement dans une rencontre humaine et sociale ?

Qu'est-ce que l'on sait ? Comment ce savoir ne peut-il être créé, fabriqué, que dans un accompagnement, dans quelque chose d'un partage, d'un partage de savoir avec la personne qui souffre, qui exprime sa souffrance mentale, et non à partir d'un savoir encore une fois préétabli, de type hegelien et structurel ?

On retrouve cela également chez Michel Foucault, c'est ce rapport au savoir. Michel Foucault s'est beaucoup concentré sur les époques historiques du savoir qui délimiteraient les productions historiques, et qui sont, finalement, exclusivement connectées aux repères épistémologiques.

Le savoir est roi dans « Les mots et les choses ». Cette méthodologie foucaldienne unidimensionnelle, monocentrée, comme la médecine européenne occidentale, en réalité, cette méthodologie foucaldienne ne tient pas ses promesses de libération, car elle enferme, puisque le rapport au travail ou à la production sociale n'est pas une préoccupation pour Foucault. De plus, l'étude dialectique des contradictions et des poussées contraires est exclue, et, au final, la question de l'ordre, de l'ordre naturel ou de l'ordre hiérarchique peut dormir tranquille dans un sommeil d'allure paradoxale.

Nulle chance avec cette religion de la structure de remettre en question quoi que ce soit de fondamental.

La structure conserve un ordre bien établi

Elle substitue la métaphore à l'analyse scientifique, tout devient équivalent à partir de cette métaphore par déplacement de mots, rien ne change en effet. Cette religion de la structure met en avant un cadre qui paraît naturel, un ordre naturel, loin de la production économique et de sa prégnance dans la souffrance et dans la vie des rapports sociaux de production.

Le fait de structure devient premier, devient transcendantal, devient le principe qui explique tout, mais un principe hors vie, hors sol, et le fait de structure placée comme premier est justement la marque de fabrique du très réactionnaire Claude Lévi-Strauss dans « L'homme nu », lorsqu'il termine sa série « Mythologiques » en 1971.

Là, il y a donc un certain nombre de poncifs liés à cette notion de structure mentale qui ont leur origine dans toutes ces années 60-70, qui ont été placés de façon beaucoup trop importante, comme primat déterminant, alors que la dialectique ternaire initiée par Marx dans son œuvre poético-scientifique peut nous éclairer au contraire, et nous orienter dans sa pratique de façon tout à fait vivante et éclatante.

Docteur Hervé HUBERT

Septième conférence :
OPUS 3. L'OBSTACLE DU SYMPTÔME

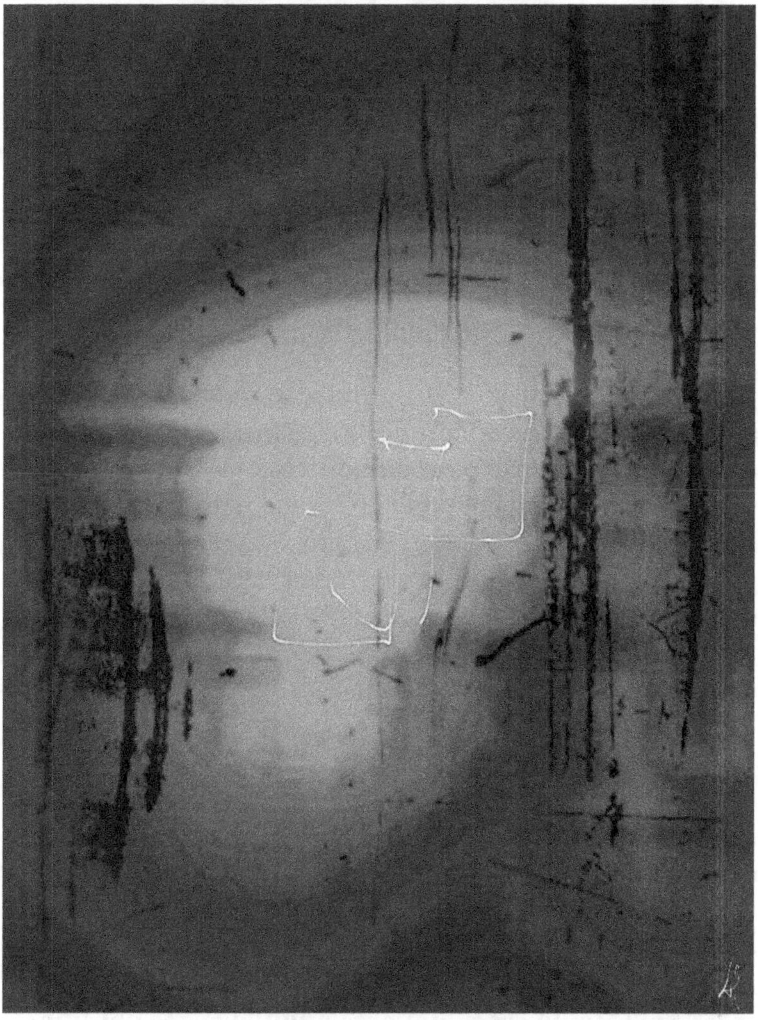

L'obstacle du symptôme, tel est le titre de ma conférence.

La série « Il n'y a pas de maladie mentale » est longue.

Il y a plusieurs angles de vue nécessaires, différentes façons de prendre cette question complexe : « il n'y a pas de maladie mentale ! »

Il y a des obstacles qui sont repérables pour avancer vers une question de santé mentale qui soit libre et éclairée, qui soit portée par la personne en souffrance.

le système actuel est très loin d'aborder la question de la santé mentale libre et éclairée portée par la personne

Nous avons d'abord, dans ces conférences, mis en avant ce qui se passe dans l'enfance, « poésie en forme d'enfant » ! Comment les potentiels de l'enfant sont inhibés, comment la poésie de l'enfant se trouve meurtrie, une poésie qui est en lien avec le savoir humain et l'outil Marx.

Il y a bien cette connexion faite par Marx à différents endroits de son œuvre entre la poésie, l'art et la production d'un savoir scientifique. En effet « Marx poète », cela ne serait pas sérieux, de même que mon slogan « enfant poète ». Au contraire, j'insiste pour dire qu'il y a là, production d'un savoir scientifique de type nouveau, une production de savoir qui fait série et donc sérieux. Il y a d'ailleurs toute une nouvelle manière de se servir de l'outil Marx et nous ne sommes là encore que des enfants balbutiants. Il y a, dans toute histoire infantile, un poète qu'on assassine et cela est à conjuguer au meurtre social, qui prend beaucoup d'actualité aujourd'hui, hélas !

Pour dénouer, dans l'histoire de la personne, des connexions qui se sont fabriquées, on peut les transformer en avatar malheureux dans une juste protestation de l'esprit contre une injuste contrainte pour reprendre le psychiatre désaliéniste, Lucien Bonnafé. Il y a toute une logique nouvelle à mettre en pratique et c'est ce que nous faisons à l'APPS, Analyse Pratique Psycho Sociale.

Le symptôme reste la pierre angulaire des politiques ségrégatives en santé, cela fait signe d'un état qui est figé, qui est fixé

Ce sur quoi je voudrais insister aujourd'hui, c'est en quoi le concept de « symptôme » qui est fort courant fait obstacle.

Le traitement psychiatrique ou psychologique classique débute toujours par le symptôme, que ce soit pour la prescription de psychotropes, la classification DSM américaine, les TCC ou la psychanalyse. Le symptôme reste la pierre angulaire des politiques ségrégatives en santé, cela fait signe d'un état qui est figé, qui est fixé.

Au contraire, les personnes vivantes sont en mouvement, elles sont dans une demande, dans un mouvement transférentiel !

Il s'agit d'un mouvement transférentiel de valeurs porté par les personnes. Ces valeurs sont en mouvement, et ce mouvement a une logique qu'il s'agit de découvrir avec la personne. Nous sommes donc loin du symptôme isolé. La valeur scientifique d'une telle étude est de mettre en lumière les lois, les logiques historiques particulières qui régissent la naissance, la vie, la croissance et la mort d'une valeur sociale donnée et son remplacement par une autre valeur qui pousse vers la vie. Telle est la logique humaine que nous retrouvons dans les souffrances du social dans le mental. Ces valeurs sociales, c'est tout simplement ce qui dévalorise un être humain, ce qui le valorise, le survalorise et ces valeurs ont une logique subtile qui concerne les connexions entre les mots, les images et les corps.

Je récuse ainsi totalement les critiques qui feraient de mon argument de poésie une niaiserie.

Tout au contraire, il y a quelque chose là d'une logique scientifique : il s'agit de sortir de la référence à l'identification au symptôme ou bien même à l'identification au moi (« et moi, et moi, émoi ! »). ... »

L'identification est majoritaire chez les praticiens en santé mentale. On la retrouve à la fin d'une psychanalyse lacanienne, au cœur du DSM, manuel statistique en santé mentale états-unien, et des thérapies cognitives.

Certains psychanalystes considèrent la transidentité comme un symptôme, et cela est catastrophique. Cette notification de l'être humain à un symptôme est catastrophique. Un nom devient un symptôme. Cela est fréquent en chirurgie et tout le monde connaît l'aphorisme de la désignation d'un être humain par sa maladie, son symptôme. Tout le monde connaît cette réduction qui désigne l'être humain qui porte une maladie ou un symptôme, au nom de cette maladie de ce symptôme. L'appendicite c'est la chambre 13, par exemple, mais il y a un glissement fort qui a été celui du passage de la chirurgie, modèle médical par excellence, à la psychiatre. Et cela s'est transformé d'ailleurs dans le collectif, il y a eu un passage au symptôme collectif, à la nomination collective, un délire de nomination. Par exemple, les titres « De quoi tel homme politique est-il le nom ? » « De quoi ce phénomène social est-il le nom ? » Voilà des aphorismes qui ont fait florès et cela rejoint notre critique par rapport au symptôme, par exemple « Pourquoi tant de haine ? »

Les limites de telles prophéties d'inspiration psychanalytique sont bien connues et les pamphlets qu'ils ont donnés sont d'une improductivité totale.

Les symptômes chirurgicaux n'ont rien à voir avec ce qu'on appelle des symptômes de la schizophrénie. Finalement, s'en inspirer est catastrophique : cocher des cases, placer des croix pour arriver au jeu cruciverbiste du traitement des symptômes, et donner un nom, par exemple, « schizophrénie », est catastrophique. Schizophrénie : cela sent les années 70. Toutefois, dans le mouvement libéral états-unien actuel, c'est plutôt le mot TDAH qui est à la mode.

Le mental, qui n'est pas une entité, mais un rapport vivant, est traversé par des poussées contraires

Notre volonté de proposer d'autres façons de prendre les questions de la souffrance psychique s'affirme et prend forme. Le mental, qui n'est pas une entité, mais un rapport vivant, est traversé par des poussées contraires et cette caractéristique transférentielle fait notre boussole dans l'accueil d'une personne et dans la façon de travailler avec elle les questions qui la traversent et qui véhiculent des formes de valeurs. Nous sommes loin de prendre les choses par un symptôme. Ce que produisent les poussées contraires dans le rapport mental ont forme d'appel. Je rappellerai ici l'apport du médecin philosophe et résistant contre le nazisme, Georges Canguilhem, qui évoque la négation de l'appel produit dans la médecine.

Il indique : « Par une altération lente de ses objectifs, la médecine qui était réponse à un appel, qu'elle était primitivement, est devenue obéissance à une exigence ». Ainsi, la médecine qui est primitivement réponse à un appel émanant d'une personne singulière, s'est trouvée déviée par ce qui est devenu obéissance à l'exigence, à l'exigence des normes et des protocoles. Et la question des symptômes entre tout à fait dans cette logique des normes et des protocoles.

Ce constat fait par Canguilhem est des plus actuels : prendre la question de la souffrance psychique par le symptôme est obligatoirement prendre cette pente dénoncée par Canguilhem. En effet, l'accent mis sur le symptôme psy est toujours le signe d'un système bâti et battu sur une structure préétablie, un principe abstrait placé d'emblée comme souverain.

Ainsi, on transforme un appel humain, une demande humaine, en symptôme sans prendre en considération la phrase de Bonnafé que j'indiquais tout à l'heure, que cet appel, cette demande est aussi un avatar malheureux d'une juste protestation de l'esprit contre une injuste contrainte.

L'orientation décisive du transfert de valeurs

Alors, cette injuste contrainte, nous donne des poussées contraires qui animent les trajectoires individuelles et leur articulation avec les contradictions du monde social, le transfert de valeurs qui permet lui un éclairage pertinent des dynamiques concernant le meurtre social.

Ces apports sont à chercher dans les transferts de valeurs qui s'enchevêtrent et qui sont bénéfiques à l'élucidation des différences portées à travers l'angoisse sociale, la jalousie, la dévalorisation de l'estime de soi ou la confiance dans les autres

La valeur de la vie humaine est au travail dans notre orientation APPS avec d'un côté la superposition des sens et la violence nihiliste de la société capitaliste, le meurtre social dans son rapport à l'égalité sociale.

Notre travail consiste, avec le transfert de valeurs, à considérer le fonctionnement des valeurs dans le social pour l'individu dans le collectif. Il s'agit bien de travailler, par exemple, sur les traumatismes sociaux dont j'ai parlé plus tôt, en lien avec la société capitaliste telle qu'elle est, traumatismes sociaux dans les répercussions sur l'image de soi reflétée par les autres, sur les conséquences dans la façon d'être parlé dans le social par les autres, ou de vivre autrement le ressenti corporel.

Docteur Hervé HUBERT

Huitième conférence :
OPUS 4. L'OBSTACLE DE L'INCONSCIENT

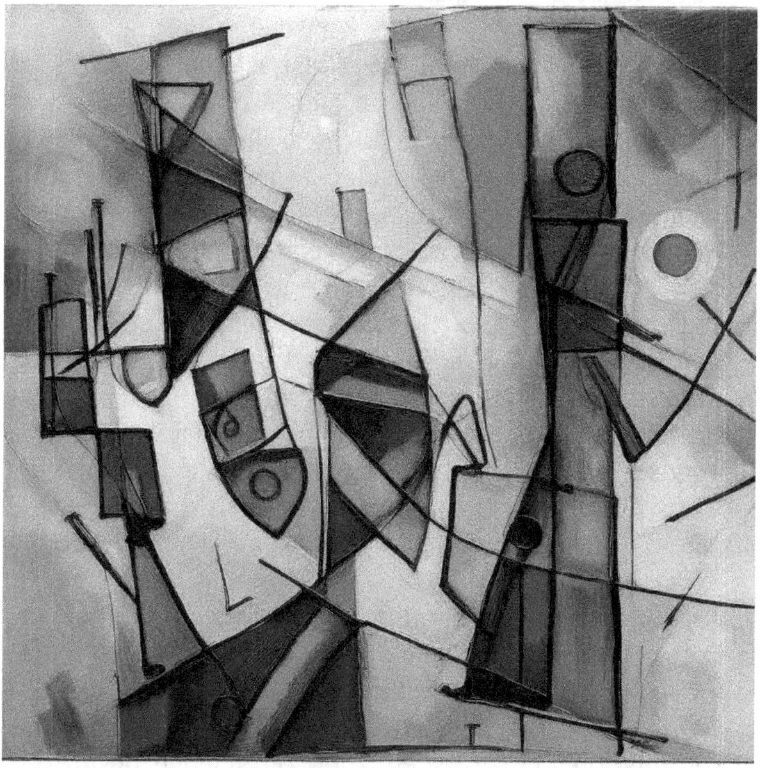

Je vais vous parler aujourd'hui de l'obstacle de l'inconscient dans notre vœu de pouvoir créer et pratiquer une nouvelle orientation en santé mentale, une nouvelle pratique en santé mentale aujourd'hui, qui soit libre et éclairée dans l'accompagnement de la personne en souffrance elle-même.

Il convient d'abord de sérier des obstacles à cette mise en pratique et en théorie.

Des obstacles, nous avons vu qu'il y avait le poète assassiné de l'enfance, l'obstacle de la structure, l'obstacle du symptôme, et je voudrais insister aujourd'hui sur l'obstacle du concept d'inconscient.

Avoir un inconscient est en effet, depuis Freud, source de confusions multiples

Si l'inconscient est un concept central dans les théories psychanalytiques, le mot inconscient a une portée philosophique bien antérieure. Ainsi, Descartes a mis en valeur l'opposition entre la conscience comme fondement de la raison et de ce qui lui échappe. Cela a son importance, car ce qui échappe à cette raison est catalogué comme folie et cela aura un long destin en psychiatrie ainsi que dans la pensée des Lumières, chose qui nous concerne donc par rapport à ce vœu de transformer la politique de santé mentale en une politique de santé mentale libre et éclairée.

Après Descartes viendra plus tard un autre inconscient, celui-là plus en lien avec une pratique : l'inconscient comme dissociation de la conscience et ainsi accessible à l'hypnose.

Cette dernière sera le point de départ de beaucoup de pratiques et de théories, par exemple celle de la psychanalyse.

Freud, après avoir quitté l'expérience pratique de l'hypnose, qui est donc une dissociation de la conscience, fabrique donc cette affaire d'inconscient psychanalytique. Il a enfin un concept central exposé notamment dans l'interprétation des rêves en 1900, la science des rêves, « *Die Traumdeutung* ». Georges Politzer, en 1928, dans sa « *Critique des fondements de la psychologie* », salue l'invention freudienne comme étape possible vers une psychologie concrète, mais note cependant un élément capital : Le concept d'inconscient est un obstacle à l'approche du concret, un retour vers la psychologie classique, source de mystification et de confusion.

Et donc là, il y a vraiment quelque chose de très fort chez Politzer en 1928, le fait de voir des potentiels liés à l'invention freudienne de la psychanalyse, mais tout de suite, cet avatar malheureux de cet obstacle donc, et nous tirons notre mot d'obstacle à partir de Politzer, dans l'approche du concret, cet obstacle du concept d'inconscient.

La substitution mystificatrice de Freud

La plus grande confusion freudienne naît d'une déformation mystificatrice, à savoir l'invention d'un contenu latent au rêve, un contenu latent freudien au rêve, par rapport au contenu manifeste du rêve.

Il y a un rêve qui fait récit, dont le rêveur fait récit au réveil, et Freud glisse, derrière ce récit du contenu manifeste, un contenu latent.

Le problème c'est que Freud présente cela comme universel, alors que cela concerne plus particulièrement sa propre personne.

Donc, là est la mystification, le rêveur doit se soumettre de façon insidieuse, mais impérative à ce supposé savoir sur lequel va reposer une cure psychanalytique.

Il y a donc une substitution, c'est là le jeu de tour de passe-passe psychanalytique.

Il y a une substitution transcendantale, métaphysique et abstraite au départ de la psychanalyse freudienne.

Nous avons donc, avec l'inconscient, une formation avant tout philosophique, c'est-à-dire idéologique et non pas théorique, puisque la théorie est toujours liée à une pratique.

Cela est un point crucial très important dans notre critique faite à l'inconscient.

Avec le concept de transfert social, notre base est la vie sociale, conflictuelle et contradictoire, et nous en faisons l'analyse transférentielle pratique à partir de l'outil matériel concret de valeur, de transfert de valeur.

Nous considérons que partir dans la pratique d'une base idéologique, donner le primat à l'idéologie est une erreur grave qui a facilité les meurtres sociaux dans son application concrète.

C'est bien cette base idéologique vulgaire qui a provoqué une assimilation de la transidentité à la folie et à l'invention par Lacan d'une psychose transsexualiste en 1958 dans sa question préliminaire à tout traitement possible de la psychose.

Cela fait des ravages, de vrais meurtres sociaux, des meurtres provoqués chez les personnes trans.

Cette idéologie néfaste se retrouve encore aujourd'hui dans une exacerbation psychopathologique, psychanalytique pour les enfants transidentitaires, en transition.

L'inconscient idéologique pathogène

L'inconscient est donc devenu idéologique, pathogène. C'est l'inconscient pathogène qui a nourri des générations de « psychopathes... ologues », des « *psychopathologues* », néologisme que je crée justement pour dénoncer les adeptes de la psychopathologie.

Un concept abstrait, idéologique, l'inconscient peut produire des catastrophes pratiques.

Pourquoi cela ?

La psychopathologie de l'inconscient évite l'étude des contradictions et la réalité vécue, la réalité vivante vécue dans le transfert social.

La psychopathologie se place ainsi en tant que « savoir-pouvoir » qui se situerait en apparence au-dessus des individus de la société. Par cette position, elle atténuerait les véritables conflits à l'œuvre dans la transidentité, la folie, par exemple, pour y substituer le maintien de l'ordre social face aux souffrances mentales exprimées par les personnes qui remettent en question l'ordre social.

Là, il y a la racine de ladite « bienveillance psychanalytique » : en se plaçant au-dessus des contradictions vivantes de la réalité vivante, la psychopathologie devient de plus en plus étrangère au vivant de la société, d'où son danger évident.

Il n'y a aucun dialogue à entamer avec ceux qui travaillent à partir de cette base.

Il peut être entamé des échanges avec des praticiens qui se réfèrent à d'autres théories, y compris psychanalytiques, mais qui partent de leur pratique et de leurs contradictions.

Car, pour nous, ce qui est approuvé n'est pas déjà contenu dans les prémices, notre base n'est pas idéologique.

C'est l'inverse qui caractérise l'inconscient psychanalytique, et cela est une constante évidente, aussi bien chez Freud que chez Lacan.

Il n'y a pas une entité inconsciente et cela annule toutes les attitudes de non-responsabilisation associées à cette entité d'inconscient psychanalytique qui existe dans la formulation à partir d'un acte réalisé :

- « si je l'ai fait, c'est mon inconscient », belle excuse.

Là, le défaut de responsabilisation individuelle et sociale est patent et nourrit le pire.

Freud glisse la relation d'équivalence dans les oppositions antagonistes

La division entre les humains, divisions personnelles ou divisions entre groupes sociaux, ne peut être réduite à l'inconscient pathogénique de Freud ni à celui qui le ramène à une question linguistique avec Lacan.

La division n'est ni un effet du langage seul (l'inconscient structuré comme un langage) ni un effet du refoulement inconscient.

Et nous travaillons donc à partir d'une autre base, la base sociale et ses contradictions, à l'APPS, mais nous nous nourrissons de cette critique fondamentale faite par Politzer en 1928, une critique qu'il a développée plus tard, à partir de 1933, et cette date n'est pas anodine.

Dans l'article « Psychanalyse et marxisme, un faux contre-révolutionnaire, le freudo-marxisme », il est beaucoup plus sévère qu'en 1928, il décrit :

« Jamais, à aucun moment, Freud n'a dépassé les limites de la culture bourgeoise, littéraire et médicale, contrairement par exemple à Marx et Engels, ainsi il n'a pas la moindre idée de la méthode dialectique ».

Il est encore plus critique sur la sociologie psychanalytique, il poursuit :

« Dans la sociologie psychanalytique, la lutte des classes est ramenée à un conflit idéal des instances psychanalytiques ».

Et là, d'après lui, la porte de la matière est complètement fermée à la psychanalyse, le matérialisme est dehors.

« D'une façon systématique, les psychanalystes ont ramené les conflits et les luttes réelles à des conflits n'existant que dans leur tête ».

Il critique, là, la question de la libido.

Le matérialiste marxiste montre, derrière la vertu du bourgeois, la convoitise, l'avarice, la cupidité, la chasse au profit et les manœuvres à la Bourse, et, derrière la philanthropie patronale, des tentatives de corruption.

Mais le psychanalyste ramène tout cela à la libido, indique Politzer.

Et comme il y ramène aussi l'avarice, la cupidité, la chasse au profit et les manœuvres à la Bourse, le bourgeois se trouve ainsi absous de son humiliation :

- « Nous dépouillons vos vertus », disent les psychanalystes aux bourgeois.
- « Mais ne vous en faites pas, nous en faisons autant avec le prolétariat ».

Il y a, avec ce concept central de libido freudienne et d'inconscient freudien, une relation d'équivalence entre des antagonismes.

Et là, ça concerne bien sûr cette sociologie tout à fait dévastatrice, la sociologie psychanalytique, dénoncée à juste titre par Politzer, mais cela concerne également la pratique individuelle, cela serait à explorer.

- « La sociologie psychanalytique est une pièce maîtresse de la psychanalyse en général et de l'œuvre de Freud en particulier », indique-t-il.

- « Naturellement, cette sociologie qui ramène des faits sociaux, qui explique les idéologies par l'énergétique de la libido, est une sociologie idéaliste extrêmement réactionnaire ».

- « Des aspirations du prolétariat se ramènent à l'énergétique libidineuse, au même titre que les aspirations de la bourgeoisie ».

En compensation de l'explication libidineuse de la religion, la psychanalyse offre à la bourgeoisie l'explication libidineuse du socialisme, la révolution sociale n'aura plus de base objective, mais seulement des bases subjectives libidineuses.

La psychanalyse a incontestablement enrichi l'arsenal idéologique de la contre-révolution.

Avec ses combinaisons, elle fait abstraction des conditions historiques objectives au milieu desquelles se développe pour autant l'homme psychopathe, l'homme souffrant, en tant que phénomène social et là, de la nécessité d'une action sur les conditions elles-mêmes. Voilà ce que rate la psychanalyse, qui est, avec ce concept d'inconscient, une psychologie abyssale, d'aller chercher dans les profondeurs la vérité de l'inconscient.

À ce sujet, il est à noter quand même que, dans son ouvrage fondamental par rapport à l'étude psychanalytique du collectif, Freud, en 1921, donc dans « *Psychologie des foules et analyse du Moi* », reprend le concept d'inconscient de la race, développé par Gustave Le Bon.

Il y a là quand même là un problème majeur, et Politzer ne sera pas dupe, en 1939, face au danger de la barbarie nazie, pour indiquer que la psychanalyse, justement, ne donne pas du tout d'outil pour combattre le nazisme, bien au contraire, avec son « inconscient des profondeurs » qui favorise toutes les mythologies et toutes les mystifications.

Je terminerai simplement par :

La psychanalyse cherche à expliquer l'histoire par la psychologie et non la psychologie par l'histoire.

En le transportant justement vers l'inconscient freudien ou lacanien, l'inconscient chercherait à expliquer l'histoire, alors qu'il s'agit de pouvoir expliquer ce qui se passe dans le mental par l'histoire, même des conditions sociales, de la vie sociale avec ses contradictions.

Pour autant, bien sûr, il serait facile d'aller vers une nouvelle opposition entre marxisme et psychanalyse, c'était sans doute l'enjeu en 1939 et après la libération du nazisme.

Aujourd'hui, ce n'est pas comme ça que je présenterais les choses, ce n'est pas opposer marxisme et psychanalyse, c'est simplement pouvoir étudier avec l'outil Marx de l'APPS les phénomènes nouveaux qu'ont découverts les pratiques psychanalytiques.

Docteur Hervé HUBERT

Neuvième conférence
L'AMOUR, OBSTACLE ET MOTEUR

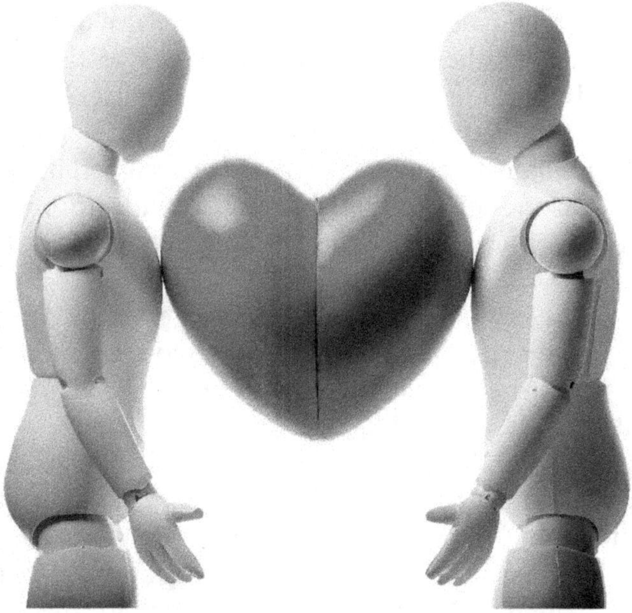

Bonjour,

je vais continuer à vous parler de nos réflexions concernant la construction de nouvelles pratiques entre humains et plus spécifiquement donc de la série « Nouvelle pratique en santé mentale ».

Ces nouvelles pratiques entre humains, ou bien concernant la santé mentale, nécessitent un regard nouveau sur les civilisations. Ce regard nouveau implique que l'histoire des civilisations, finalement, correspond à l'histoire des modes de production entre humains, des modes de propriété entre humains, des modes de production économique, puisque c'est à partir de là que les rapports sociaux sont produits.

Contre l'apartheid

Nous sommes donc loin d'une définition conventionnelle, consensuelle, pseudo-humaniste, de ces nouvelles pratiques entre humains.

Notre but est de dégager, définir et développer de nouvelles pratiques, une pratique qui soit autre que celle de l'apartheid, apartheid de la pensée et des pratiques. Cet apartheid concerne la souffrance dans le mental pour les humains, c'est là-dessus que je veux me concentrer, sur la souffrance dans le mental qui vient d'un transfert du social.

Alors pourquoi « apartheid » ? Ça veut dire que c'est mettre à part, et que ça tient debout parce que c'est mis à part.

Donc, ce système actuel d'apartheid c'est quoi ?

Ça veut dire pour moi qu'il n'y a pas une entité du mental, que le mental ne fonctionne pas tout seul puisqu'il s'y passe nos idées.

Ce que nous produisons comme idées vient justement de notre vie sociale, de nos conditions de vie, de nos rapports sociaux.

On voudrait nous faire croire, justement, qu'il y aurait une entité mentale liée par exemple à la biologie du cerveau et donc aux laboratoires pharmaceutiques, on voudrait nous faire croire aussi, via la psychanalyse, qu'il y a une entité mentale avec des principes enfermés dans une idéologie. C'est une logique d'apartheid des idées psychanalytiques confinées autour du Moi, du Ça, du Surmoi, du signifiant et du signifié, et que, là aussi, ce système fonctionnerait tout seul.

Une dynamique dialectique dans l'amour de transfert

Donc, pour nous, « nouvelles pratiques entre humains » implique absolument de partir du contraire de l'apartheid.

Nous avons pour cela mis en avant déjà une série de conférences, où nous mettions en exergue les obstacles, les blocages.

Il y a eu des conférences sur le poète assassiné de l'enfance, sur la structure comme obstacle, sur l'inconscient comme obstacle, comme blocage en tant que concept pratique.

Avant de pouvoir affirmer une nouvelle pratique, nous allons, dans les trois prochaines conférences, examiner quelque chose que nous allons nommer « moteur et obstacle », c'est-à-dire que nous ne nous contenterons pas d'étudier l'obstacle, mais aussi le moteur, ce qui implique une opposition dialectique, une dynamique dialectique.

Et donc, nous allons parler de l'amour en tant que moteur et obstacle, de l'identification, en tant que

moteur et obstacle et du savoir humain en tant que moteur et obstacle.

Aujourd'hui, ça sera donc l'amour en tant que moteur et obstacle dans le travail d'émancipation, à travers des rencontres avec les camarades humains et un analyste praticien psychosocial.

Alors l'amour, bien sûr, c'est un sujet complexe, c'est évidemment très réducteur que de vouloir en parler pendant 20 minutes. Mon propos sera donc humble et modeste.

En même temps donc, il est vrai que, dans les thérapies, notamment psychanalytiques, cette dimension d'amour a pris beaucoup d'importance. Une définition lacanienne du transfert, par exemple, sur ce qui se passe entre l'analyste et l'analysant, c'est le transfert, c'est de l'amour adressé au savoir.

On voit donc que l'amour est placé au centre de la psychanalyse, de la thérapie. Cela n'est pas notre orientation, mais je dirai pourquoi tout à l'heure.

Je dirai pourquoi, parce qu'il y a le côté obstacle justement. C'est un moteur, mais c'est aussi un obstacle et cet obstacle est peu pris en considération dans l'idéologie.

L'amour est venu, sollicité donc.

Freud dans les thérapies, de façon précoce dans ses analyses, bien sûr, a connu les rencontres répétées avec ses patients qui ont produit cet affect.

Lacan dira que Freud en a été gêné, que cela a retardé un petit peu, justement, l'élaboration de sa théorie du transfert.

On voit donc là déjà que « obstacle et moteur » commencent à émerger.

Bien sûr, cette nouvelle façon de prendre la question de la souffrance dans le mental par Freud en parlant de l'amour, de la rencontre humaine, de l'angoisse et de l'amour à la fois a brisé les cadres médicaux académiques, les cadres psychiatriques.

Et cela est à souligner, ce que fera d'ailleurs à sa façon Politzer, qui est notre boussole sur un certain nombre de points, en disant qu'effectivement Freud avait opéré quelque chose qui évoluait vers le concret.

L'amour chrétien

Freud va beaucoup développer cet amour de transfert. Dans un des textes qui ont été fondateurs pour nous dans l'élaboration du concept de transfert social, il y a un texte dont j'avais déjà parlé dans la conférence justement sur le transfert social : un texte de Freud qui s'appelle « Psychologie des masses et analyse du Moi », où il parle de l'amour comme facteur d'égalité, dans ce qui se passe entre les individus, les masses, et le meneur, le führer. Chaque individu pense pouvoir être aimé par le führer de façon égale.

Et c'est là donc cette phrase de Freud où il dit qu'un courant démocratique se profile dans l'Église chrétienne.

Il y a là quelque chose de tout à fait intéressant, qui est que cet obstacle de l'amour freudien vient justement comme quelque chose de non émancipateur par rapport à la civilisation occidentale, par rapport à la civilisation européenne qui est basée sur le christianisme et sur les valeurs du christianisme.

L'amour rend aveugle, c'est bien connu, l'amour, indique Freud, peut rendre criminel, toujours dans ce texte « Psychologie des masses et analyse du Moi ».

On voit donc les impasses liées à l'amour en tant qu'il est opaque, en tant que prendre comme base l'amour dans une psychanalyse ou dans une rencontre, donc entre camarades humains pour parler de la souffrance dans le mental ne me paraît pas efficient : il s'agit de trouver une logique, l'amour ne le permet pas. Il y a quelque chose qui est beaucoup trop narcissique, justement l'amour de soi.

Cet amour est indispensable en tant qu'ingrédient dans la dynamique, mais a une place subordonnée

En même temps, cet amour est indispensable en tant qu'ingrédient dans la dynamique et la base que nous proposons d'analyse, à savoir celle du transfert de valeur.

Nous avons pris cette référence de la valeur, où, bien sûr, dans la valeur, il y a l'estime de soi, l'estime dans le regard des autres, la capacité de pouvoir donner, la capacité de pouvoir recevoir, la capacité d'échanger, et où donc l'amour a tout à fait sa place.

Mais elle est subordonnée, nous n'en faisons pas un primat comme avec Freud ou Lacan, elle est subordonnée au primat de la valeur que nous prenons chez Marx, avec notre outil Marx.

Alors, l'amour et Marx, c'est quelque chose qui est peu exploré. Les lettres de Marx à son épouse Jenny sont vraiment formidables. Elles sont souvent mises en évidence dans les études de littérature, ce sont des lettres d'amour tout à fait extraordinaires. Cependant, Marx est plus connu du côté, soit de la philosophie, soit de l'économie, plutôt que celle de l'amour.

Alors, je vais m'en expliquer.

Je vais m'en expliquer autour de ce qui a fait des ruptures révolutionnaires chez Marx, des renversements. Ces révolutions sont des renversements par rapport à l'enseignement du philosophe Hegel.

L'amour et Marx : un nouveau renversement de la philosophie de Hegel via Feuerbach

On connaît bien le renversement fait autour de son texte sur « l'introduction à la philosophie du droit hegelien », sa critique du droit hegelien. On connaît moins ce qui concerne sa critique, toujours envers Hegel, mais via Feuerbach, du christianisme et de l'amour chrétien, puisque c'est ça le problème fondamental qui n'a pas été complètement analysé, ni par Freud ni par Lacan.

Feuerbach est le philosophe qui a permis de faire transition pour Marx et faire renversement par rapport à Hegel.

Feuerbach était le leader en quelque sorte des hegeliens de gauche dont Marx s'est séparé, provoquant justement, dans « L'Idéologie allemande », les développements de cette séparation, et je vais me nourrir de cela.

Feuerbach reste cependant un philosophe aujourd'hui méconnu, alors que, finalement, dans beaucoup d'idéologies véhiculées aujourd'hui, on retrouve l'essentiel de sa pensée, de la religion de l'homme notamment.

Alors, il y a quelque chose qui est assez méconnu concernant Freud que j'ai retrouvé dans une préface à l'article de Freud « L'avenir d'une illusion » du psychanalyste Jacques André aux PUF, dans la traduction en français de l'article de Freud, où Jacques André indique :

> « Pour une large part, les attaques de Freud contre les religions empruntent à une tradition philosophique issue des Lumières, l'influence de Feuerbach, l'auteur de « L'essence du christianisme » et sans doute la plus prégnante ».

Le jeune Sigmund écrivait de lui :

« Il est de tous les philosophes celui que je révère et admire le plus », dans sa lettre à Silberstein du 7 mars 1875.

Alors, cette prégnance de Feuerbach chez Freud est un repère important qui est donc peu connu dans l'histoire de la psychanalyse, on n'en parle quasiment pas, et cela explique en partie sa conception aliénée et aliénante de l'amour, Freud n'ayant pas lu Marx et sa critique de Feuerbach.

Alors c'est là où je vais donc développer cet aspect du renversement et des liens fait par Marx.

Il y a donc un premier renversement, qui est lui aussi largement connu, sur le droit hegelien. En revanche, le renversement de la religion de l'amour par Marx est peu connu.

L'amour rend aveugle, l'amour fait obstacle, masque. Et l'on retrouve à mon avis, justement, des effets dans ces deux masques que je viens de souligner : la méconnaissance de l'influence de Feuerbach sur Freud, d'une part, et le renversement de la religion de l'amour chez Marx, d'autre part.

La critique faite par Marx envers Feuerbach est la suivante :

« Feuerbach fait abstraction du coût historique et fixe le sentiment religieux comme un soi, en présupposant un individu humain abstrait, isolé ».

Cela est tout à fait adapté, justement, à mon idée d'apartheid du départ de la conférence, ainsi que des théories psychanalytiques.

Il s'agit donc pour nous de partir de l'envers de cela.

Marx ne part pas du concept d'homme, mais du primat du fait historique

Marx ne part pas du concept d'homme, mais du primat du fait historique, et ça c'est essentiel, ce que je racontais aussi, au tout début, que nous ne sommes pas dans le consensuel de l'humanisme actuel comme idéologie, mais que nous partons de l'histoire, de l'histoire des civilisations et de leur mode de production, des rapports sociaux.

- « Ma méthode analytique ne part pas de l'homme, mais de la période sociale, économiquement donnée », écrit Marx dans ses notes marginales sur le « Traité d'économie politique » d'Adolphe Wagner en 1880.

Nous sommes donc dans le Marx tardif : autant la rupture avec Hegel, via Feuerbach, était précoce, en 1843. Ici, le Marx qui a déjà élaboré le concept du capital, un Marx scientifique, revient sur l'affirmation selon laquelle sa méthode analytique part non pas de l'homme, mais d'une période sociale économiquement donnée.

Feuerbach a créé ce qu'Engels appellera à son propos « une religion de l'homme », et cette religion concerne étroitement la religion psychanalytique de l'amour.

Alors, si nous lisons justement « L'Idéologie allemande » écrite en 1845, Marx note que Feuerbach a sur les matérialistes purs le grand avantage de se rendre compte que l'homme est aussi un objet sensible. C'est une marque que nous allons constamment retrouver chez Marx d'ailleurs, sur une hypersensibilité et une sensibilité dont il parle fréquemment. Cette sensibilité lui vient de Feuerbach, et, justement il critique cela, car elle « ne sait pas les hommes comme activité sensible ».

C'est-à-dire que Marx voit dans le rapport humain une activité, une activité sensible, car, là encore écrit Marx :

> « Il ne s'en tient qu'à la théorie et ne saisit pas les hommes dans leur contexte social donné, dans leurs conditions de vie données, qui en ont fait ce qu'ils sont.
>
> Il n'en reste pas moins qu'il n'arrive jamais aux hommes qui existent et agissent réellement, il s'en tient à une abstraction. L'homme, il ne parvient pas à reconnaître l'homme réel, individuel, en chair et en os, que dans le

sentiment. Autrement dit, il ne connaît pas d'autres rapports humains de l'homme avec l'homme, que l'amour et l'amitié, et encore, idéalisé ».

Donc là, on a quelque chose de très critique justement, par rapport à l'amour et l'amitié, de ce philosophe hegelien de gauche qu'est Feuerbach. Cela permet à Marx de faire une transition, mais dont il est critique. Il met en avant l'objet sensible que l'on retrouve chez Feuerbach, le considérant comme quelque chose d'important sur le plan philosophique. Cependant, il crée un genre d'apartheid par l'abstraction, et se cantonne finalement à cet amour, cette amitié, cette religion de l'homme.

Alors, cela signe ce que recouvre l'analyse faite par la psychanalyse, l'amour idéalisé masque dans l'analyse des rapports humains, scelle des conditions de vie qui font des hommes ce qu'ils sont : des hommes réels en chair et en os.

Alors, il serait intéressant de voir ce que le mythe d'œdipe ou le narcissisme doivent à l'admiration freudienne envers Feuerbach, il en découle une analyse restreinte des rapports humains, réduite à l'analyse des rapports de l'homme avec l'homme sur une base d'amour idéalisé.

Très tôt, Marx a préféré les rapports sociaux et les facteurs qui les conditionnent dans la vraie vie au primat de l'amour chrétien.

Dans son chapitre de « L'Idéologie allemande » intitulé « Sur l'individu et le communisme », il indique :

> « Dans la société communiste, la conscience que les individus auront de leurs relations réciproques aura, elle aussi, un caractère tout différent et donc sera aussi éloignée du principe d'amour que du dévouement ou de l'égoïsme ».

En poursuivant le croisement des renversements du christianisme et de la philosophie du droit hegelien, nous parions que, prenant pour base l'amour en tant que besoin, nous arriverons par le biais de la révolution réelle, celle des rapports sociaux de production, à une société où l'amour pourra être autre chose qu'une collusion de la perte (la perte vient de la critique du droit hegelien) et du déchirement (le déchirement vient de la critique du christianisme).

Donc l'amour est souvent ramené à la perte et au déchirement, et, là encore alimente beaucoup la philosophie et la pratique hollywoodienne, tout à fait catastrophique pour une analyse réelle des rapports sociaux, humains.

Alors, voici les véritables renversements dialectiques de l'amour subvertis par les changements des conditions des rapports sociaux.

Voilà donc notre objectif pour arriver à une autre façon de pratiquer entre humains.

Docteur Hervé HUBERT

Dixième conférence :
L'IDENTIFICATION, MOTEUR ET OBSTACLE

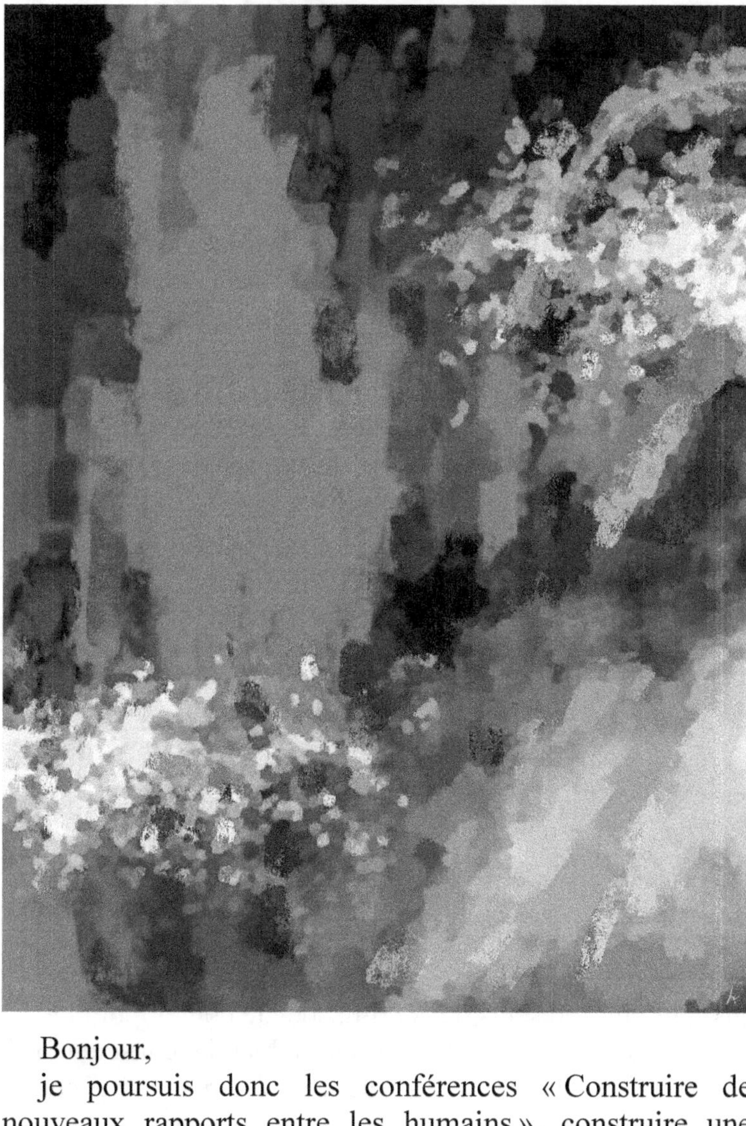

Bonjour,

je poursuis donc les conférences « Construire de nouveaux rapports entre les humains », construire une nouvelle façon de prendre la souffrance dans le mental, un nouveau rapport à la santé mentale.

Aujourd'hui, je vais vous parler donc de l'identification en tant qu'elle est « *moteur et obstacle* ».

Identification, effectivement c'est un concept à la fois assez populaire, mais aussi un concept qui a nourri la psychanalyse et donc qui nous intéresse par ces deux aspects-là, dans la façon dont nous organisons notre pratique de rencontre d'un camarade humain avec un analyste praticien psychosocial.

Donc l'identification est à la fois un moteur du fait de ce que je viens de dire, mais aussi un obstacle.

Nous allons donc essayer de cerner ces deux points pour avancer, faire les solutions.

L'identification comme moteur

Identification comme moteur, effectivement, dans la psychanalyse avec Freud, le concept d'identification a certainement été un plus, quelque chose qui faisait avancer.

C'est un plus de pouvoir repérer dans l'histoire d'une personne des moments où cette personne s'est identifiée à tel ou tel personnage de son histoire, souvent le père, la mère, mais cela est multiple, bien sûr, au cours de l'histoire.

Identification dans quelque chose qui renvoie au même, et donc aussi à l'autre, problème complexe qui touche là autre chose que l'identification, qui est l'identité dont nous parlerons une autre fois pendant nos conférences, puisque c'est un problème actuel, l'identité.

Cette identification, portée par Freud, a été motrice et a certainement imprégné certains aspects qui définissent l'identité actuelle, notamment dans les domaines de la religion, des questions raciales, du genre et de la sexualité, qui sont omniprésents dans notre société contemporaine.

Mais de même qu'avec l'amour ou bien l'inconscient, s'il y a un moteur, il y a un obstacle, c'est à dire quelque chose qui bloque, quelque chose qui bloque l'avancée, qui fait donc contradiction et que Freud ou bien Lacan n'ont pas réussi à dépasser.

L'identification, en effet, peut se cantonner à repérer une place, finalement, mais en oubliant l'histoire des rapports sociaux, en oubliant l'histoire dans laquelle se produit justement cette occupation d'une place, et que, finalement l'identification, de même que l'inconscient ou bien l'amour, ont été noyés par l'idéologie psychanalytique, c'est-à-dire l'idéologie œdipienne, l'idéologie de la castration et l'idéologie du symbolique.

Un concept qui fait apartheid

On parle effectivement d'identification dans ces trois registres conceptuels, qui, là encore, viennent comme pour l'amour faire apartheid, c'est-à-dire mettre à part. Que, finalement, une partie humaine extrêmement importante, à savoir la vie sociale, la vie des conditions sociales, des rapports sociaux, est mise à part.

Donc, il y a un blocage qui fait que certaines incompréhensions vont venir. Je parlais tout à l'heure de la question du genre, par exemple dans le cas de la transidentité. Un certain nombre de psychanalystes cantonnent leur analyse à : « c'est une identification au père », dans le cas donc des filles qui deviennent hommes, « identification à la mère » dans le cas des transidentités homme vers femme.

Et souvent d'ailleurs, ils rajoutent le terme déficitaire « d'identification psychotique » pour qualifier l'anormalité de la chose.

Alors, le problème, de même qu'avec l'amour, l'inconscient, c'est l'ignorance des contradictions.

D'ailleurs, Freud, dans ses Tables de la Loi concernant l'inconscient, avait bien indiqué que l'inconscient ne connaît pas les contradictions, donc les contradictions sont exclues. Il me semble que, justement, l'outil Marx nous permet de débloquer les différents concepts émis parfois, pour aller de l'avant et pour pouvoir s'émanciper vers une Analyse Pratique Psycho-Sociale qui se nourrit de l'outil Marx.

Ignorance des contradictions dans lesquelles les personnes sont faites, sont formées, voilà l'obstacle essentiel.

Et qu'effectivement, si les chemins identificatoires dans une vie peuvent être un repère intéressant dans l'analyse, il y a donc un certain nombre de points qui doivent être corrélés à cela pour que cela devienne vraiment quelque chose d'intéressant.

Il s'agit par exemple de ne pas partir du Moi ou du sujet de l'identification du Moi ou du sujet, le Moi ce mirage, le Moi narcissique, le sujet de sa Majesté ne sont pas propices à l'émancipation humaine.

Nous préférons partir à l'APPS de la personne, de Persona qui renvoie au masque, c'est-à-dire qu'il y a un élément très important dans la vie sociale qui est le transfert social, le transfert de valeur que nous avons mis en évidence et dont nous avons déjà parlé dans les conférences précédentes.

Se tromper, se cacher va être beaucoup plus judicieux pour notre analyse que le terme d'identification simplement.

C'est-à-dire que tromper/cacher est un moteur essentiel de la vie humaine, qui renvoie aussi d'ailleurs à la question de l'amour dont nous avions parlé la fois dernière, mais que prendre la question de « qu'est-ce que c'est que cette identification ? » sans parler de tromper/cacher de la personne par rapport aux autres, par rapport à soi-même, ça ne va pas très loin.

C'est-à-dire que le piège de l'identification c'est le statisme, c'est se cantonner à repérer des places dans la vie d'une personne en ignorant complètement les rapports sociaux dans lesquels ces personnes sont prises.

De même, la question des contradictions est vraiment essentielle, je disais tout à l'heure qu'il y avait aussi un élément populaire dans l'identification, qui s'est peut-être popularisée grâce à la psychanalyse, mais qui est effectivement ce repérage dans l'histoire d'une personne de parler d'identification à tel leader de son histoire.

Et, bien sûr, l'accès à Internet, aux médias, à l'image et à la parole médiatisée favorise ces processus dits « identificatoires ». Cependant, si ceux-ci ne sont pas intégrés à une histoire réelle et concrète, « des humains en chair et en os », comme le disait Marx, cela produit finalement une analyse assez stérile et stagnante.

Le travail sur les valeurs communes plutôt que la religion humaniste

Il y a, par exemple, aussi, dans les questions des victimes aujourd'hui justement, cette phase d'identification à l'oppresseur, l'identification à l'auteur des violences.

Il y a là quelque chose d'intéressant, mais seulement si l'on y ajoute, encore une fois, une dynamique, une dynamique dialectique des contraires, et que nous avons avec notre outil APPS de « forme valeur », de transfert de forme valeur, quelque chose qui nous permet d'aller beaucoup plus loin que ce statisme ontologique de l'humain qui aime l'humain, de la religion de l'humain.

Oppresseur/oppressé, voilà une dialectique intéressante qui omet souvent de voir que c'est à partir d'une valeur commune dans la vie de l'oppresseur et de l'opprimé qu'il y a justement quelque chose qui va empêcher la libération de l'opprimé.

C'est à partir de l'examen de ces valeurs communes et non pas uniquement des valeurs des différences que nous allons avancer.

Il s'agit donc au total d'arriver à transformer un rapport, à transformer un rapport et non pas se cantonner à des analyses de place dans une histoire.

Le pivot de la réalité humaine, du transfert humain, est justement dans les contradictions, dans l'ambiguïté, et que cette ambiguïté peut pousser à s'enfermer sur le faux, sur le « cacher dessous », sur la substitution et se cantonner à cela.

L'amour et l'hypocrisie, l'amour chrétien et l'hypocrisie dans notre civilisation occidentale portent une lourde responsabilité dans le masque des diverses formes d'oppression, notamment coloniales. De plus, l'identification pose problème, en tant que concept émancipateur, loin de l'être.

Un mouvement dialectique de connexions

Il s'agit donc d'aller plus loin, et je reprendrai la question de la transidentité, que j'ai nommée tout à l'heure « identification à fille ou à garçon », dans mon expérience, lorsque j'ai déjà parlé, dans cette série de la première rencontre avec une personne trans, c'est tout un mouvement dialectique de connexions qui s'est produit, et non pas une identification.

C'est cette personne qui me raconte très bien que ses premiers sentiments de féminité se sont déroulés de la manière suivante : que poser sur un divan après une séparation d'avec sa mère qui la mettait en famille d'accueil, cet enfant donc rencontre une poupée et pense « qu'elle était belle cette poupée ! ».

On pourrait parler d'identification à la poupée, mais c'est très réducteur. Ce qui se passe réellement pour cette personne, c'est de vouloir être à la place de cette poupée et de porter ses vêtements sur lui, qui va devenir elle. On a donc un mouvement qui concerne à la fois l'œil, le regard, d'être capté par une forme, par une forme-valeur, la forme-valeur de ce corps de poupée, qui va donner lieu à d'autres connexions qui ne sont pas identificatoires.

L'autre connexion, ça va être le fait que, dans cette famille d'accueil il y avait une fille, que certes l'enfant avait beaucoup plus d'accointances avec cette fille qu'avec le garçon de la famille d'accueil qu'il trouvait stupide. Mais finalement, le plus important c'est quoi ?

C'est que cette fille, un jour laisse sur le lit de l'enfant un collant et qu'il s'en empare, et à ce moment-là enfile donc le collant sur ses jambes et que, finalement c'est la première fois où il ressent un corps, avoir un corps.

Avoir un corps, voilà : il ressent ça pour la première fois, et cela produit une valeur supplémentaire de bien-être.

Alors donc, ce talent pédagogique de cette personne que j'avais rencontrée au début de mon parcours avec les personnes trans m'a beaucoup plus éclairé sur la transidentité. Loin d'être un synonyme de déficit ou de défaut ou d'anormalité, comme cela, malheureusement, était la référence majeure en psychiatrie et dans la société en général, cette transidentité, au contraire, nous éclaire sur les humains et sur leur façon de pouvoir se connecter aux mots, aux images et au corps.

Et il me semble que nous avons là un point fondamental avec ses formes valeurs des mots, des images, des corps, nous avons là quelque chose de majeur qui va éclairer le propos d'Aimé Césaire dans son « Discours sur le colonialisme », à savoir la dénonciation du pourrissement d'une société qui ne reconnaît plus ses semblables.

Docteur Hervé HUBERT

Onzième conférence :
LE MEURTRE EST TOUJOURS SOCIAL

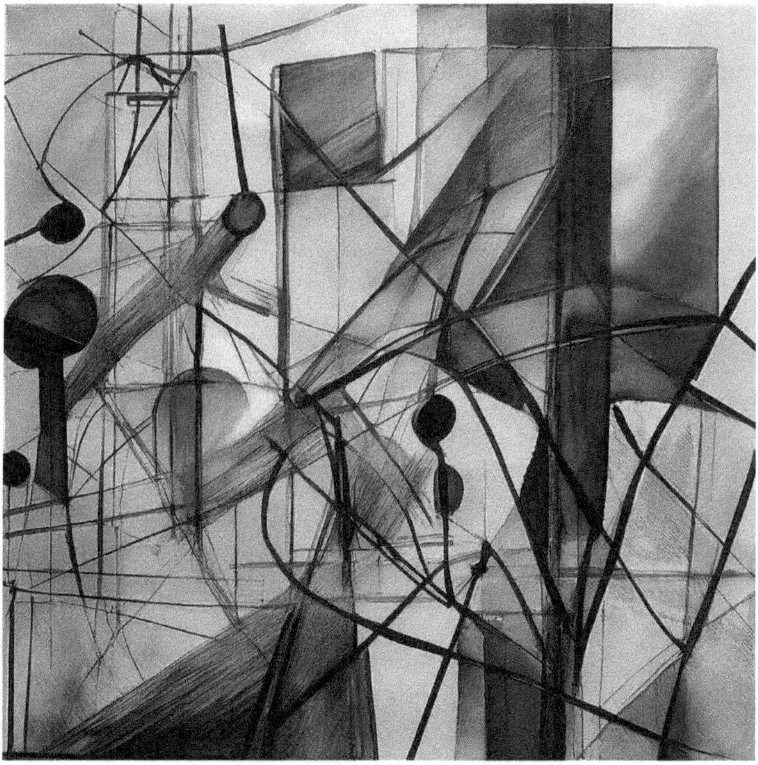

Bonjour,

Je souhaite vous parler aujourd'hui de la question du meurtre.

La question du meurtre est cruciale à travailler pour produire de nouveaux rapports, de nouvelles pratiques entre humains.

Elle est également consubstantielle à nos conférences « Il n'y a pas de maladie mentale, mais une problématique sociale qui se transfère dans le mental ».

En effet, le meurtre d'un autre humain, ou bien le suicide, le meurtre de soi-même, sont inhérents aux questions portées en santé mentale.

Le soin, prendre soin, avoir le souci de l'autre concerne aussi le rapport à la dangerosité d'une personne envers soi-même ou envers les autres.

Question cruciale qui est évidemment complexe, se raccordant à la question de la violence parmi les humains.

Alors, je souhaite simplement ici donner quelques réflexions, quelques repères qui peuvent fournir une base pour les pratiques sur ce sujet.

Tout d'abord, ôter à la question du meurtre, l'idée que cela serait inhérent à l'espèce humaine, que cela serait naturel à l'humain.

Ce point de vue est une idée répandue et tenace, il y aurait toujours eu des conflits entre humains, il y en aura toujours, de même pour le meurtre et la violence.

Il convient donc d'éclaircir cela de façon précise.

La mystification de l'origine

Il est parfois mis à l'origine de la civilisation, notamment par l'intermédiaire des trois religions patriarcales monothéistes, sur ce point central du meurtre.

C'est-à-dire que ces trois religions patriarcales et monothéistes prennent comme origine de la civilisation la valeur du meurtre, alors tout cela provoque donc dans ces sociétés organisées ainsi, un ordre de valeur où cette valeur du meurtre devient centrale.

Le naturel et le surnaturel se conjuguent donc pour valider cet essentialisme humain du meurtre.

Nous percevons déjà les fondements des tromperies entourant l'origine du meurtre à étudier. Nous observons également les contradictions sociales qu'elles reflètent, le poids du sacré et de la transcendance. La transcendance est un phénomène où une question devient la source de toutes choses et exerce une autorité supérieure et souveraine dans ses effets.

La boussole du transfert social

La boussole de la puissance, c'est-à-dire la possibilité de faire, la division du faire et l'attribution du faire, vont au contraire nous permettre de nous opposer à la mystification des religions et de leur transcendance. Nous verrons que les transcendances ne sont pas uniquement religieuses.

Cela n'est pas une surprise, nous plaçons le meurtre, bien sûr dans le contexte du transfert social, pour nous, le meurtre est toujours social.

Marx, que nous prenons toujours comme outil de référence et non pas comme outil idéologique, parle de la question des rapports sociaux de production dans son ouvrage « Travail salarié et Capital ».

Il indique :

> « En produisant, les hommes ne sont pas seulement en rapport avec la nature, ils ne produisent que s'ils collaborent d'une certaine façon entre eux et font échange de leurs activités. Pour produire, ils établissent entre eux des liens et des rapports bien déterminés, leur contact avec la nature, autrement dit la production, s'effectue uniquement dans le cadre de ces liens et de ces rapports sociaux. »

Voilà une définition anticipée de Marx du concept de transfert social que nous avons élaboré il y a exactement 13 ans aujourd'hui.

Le primat de la production et de la reproduction

C'est très important et toute l'œuvre de Marx est structurée sur le fait que le rapport d'exploitation a pour base un rapport de domination, de dominer l'autre à partir d'une propriété, la propriété des moyens de produire, des moyens de faire.

La production et la reproduction des rapports sociaux occupent ainsi une place stratégique et c'est là ce qui va nous distinguer par rapport à l'analyse de cette question du meurtre.

Les rapports de production et de reproduction sont à la fois une limite et un point de passage obligatoire dans la pratique sociale, une sphère objective autour de laquelle l'activité des hommes doit tourner et s'organiser, c'est vraiment central.

Il y a donc un point de vue différent de Marx, avec, par exemple les points de vue ultérieurs de Max Weber où il y aurait un pluralisme des explications en tant qu'observation des influences des différentes sphères sociales les unes sur les autres.

Ce n'est pas du tout la même chose que de dire que tout tourne et s'organise, au niveau de l'activité des hommes, autour de cette production et reproduction des rapports sociaux.

De la production au « faire »

Marx est vraiment fondateur d'une science des rapports sociaux, et c'est important, puisqu'on peut traduire à l'APPS, le mot « produire » par le mot « faire », dans le social, pour cette vie sociale, dont parle Marx. Que faisons-nous ? Quels sont les rapports du « faire » parmi les humains ?

Pour faire, il convient d'établir des liens et des rapports déterminés, il y a donc un primat du rapport social dans le « faire », ce que nous faisons, y compris le meurtre.

Il y a donc un primat déterminant du rapport social dans lequel on est.

On vient donc donner l'orientation de pouvoir étudier ces faits sociaux que sont les meurtres et les suicides dans un rapport social.

Engels, collaborateur bien connu de Marx, insiste sur ce point :

> « La société tout entière est restructurée autour de la production socialisée qui aborde l'ensemble de la vie sociale, tel est l'objectif communiste, faire de la production socialisée le lieu d'une réunification, d'une

vie sociale communautaire démembrée par le capitalisme. »

Donc ça va être la forme politique des producteurs associés, elle enracine le pouvoir dans la production et la figure de la citoyenneté est encadrée par cette production, elle est encadrée dans la figure du producteur qui incarne alors l'universalité du genre humain.

La personnalité humaine, c'est ce que l'homme fait de lui-même en affirmant sa vie humaine.

Et ça, c'est important, à savoir que le passé, aussi bien que l'avenir, constituent le présent de la personne.

Le rapport de l'homme à son passé est fondamentalement actif et donc in-décidé d'avance.

Il n'y a pas ce déterminisme de la répétition du passé de façon obligatoire.

Le point de vue selon lequel la personnalité est le produit de la biographie n'est pas satisfaisant, et là aussi, cet ancien concept qui oriente quand même beaucoup la psychanalyse, justifie une conception fataliste de la destinée humaine.

Et nous privilégions donc à l'APPS le mouvement vivant plutôt qu'une place déterminée dans la société, nous privilégions le mouvement des formes-valeur qui animent les humains.

La violence n'est pas un concept, mais une pratique sociale

Un point important, qui est tout à fait lié, est que le meurtre n'est pas un concept, mais une pratique inhérente aux rapports sociaux. Le meurtre est une forme de violence extrême survenant dans ce contexte social où différentes autres formes de violence s'expriment dans la société.

La violence n'est pas un concept, mais une pratique sociale, cette pratique sociale s'exprime sous diverses formes de rapports sociaux.

C'est vraiment le point distinctif fondamental par rapport aux orientations classiques en psychologie, en psychiatrie.

Le meurtre n'est pas premier, ce qui est premier est la vie sociale. Dans la vie sociale, il y a des rapports sociaux de production qui sont des contradictions vivantes. Le meurtre et la violence ne sont pas premiers et ne sont pas le moteur de l'histoire individuelle et collective, c'est-à-dire que là, il y a aussi un point distinctif essentiel que Engels justement va produire dans son débat littéraire avec Eugen Dühring, économiste et philosophe. Les causes politiques, indique Dühring, violentes, immédiates, seraient la cause décisive de l'état économique.

« Non », dit Engels, « la violence suppose des conditions sociales, la violence n'est que le moyen, tandis que l'avantage économique est le but. » « La propriété privée est la conséquence de rapports de production et d'échange et cela sert à l'accroissement de la production et au développement du commerce. »

Donc, il y a là un point de vue différent en mettant le primat sur les conditions sociales concrètes, réelles, donc économiques, des êtres humains dans leurs rapports d'échange et dans les liens sociaux que cela crée.

La force du « faire » entre en conflit avec la privation du moyen de « faire »

Alors c'est important du point de vue personnel aussi, savoir qu'on peut tirer de là, que la violence n'est pas première, mais le conflit peut être quelque chose de moteur chez les êtres humains, c'est ce qu'on retrouve régulièrement, même le conflit par rapport à soi-même.

Et ce conflit, c'est bien le reflet du conflit entre les forces de production humaine et la propriété des moyens de production, c'est là le blocage capitaliste et la source de violence, mais au niveau personnel, on peut en déduire que les « forces du faire » personnel et la « propriété du moyen de faire » pour ce personnel sont en conflit, c'est-à-dire qu'il y a une possibilité de faire, la force du faire. La personne se sent capable du faire, mais n'a pas les moyens de faire, n'a pas les moyens de la propriété de faire, n'a pas cette possibilité de faire.

Et là, ça va être la genèse du mouvement de souffrance du social dans le mental, avec des poussées contraires qui vont donc d'un côté dans la logique de vie, l'évolution d'une logique de vie, de création, et puis de l'autre côté, ce qui bloque, l'impossibilité d'avoir les conditions matérielles de faire.

Et ces poussées contraires vont donc animer grandement la vie sociale des personnes, dans les groupes sociaux où elles évoluent : dans la famille, à l'école, au travail, mais également dans ce que nous avons beaucoup évoqué jusqu'à maintenant, la question transidentitaire. Comment la possibilité de faire valoir son genre dans la société, dans la famille, est-elle source de conflit ? Comment un conflit peut-il émerger avec la famille, avec l'école, avec le travail, avec la société, le milieu social en général, dans la rue, entre cette possibilité de faire valoir son genre et ne pas en avoir le moyen, du fait de l'obstacle social ? Il va y avoir donc une lutte, un conflit entre des poussées contraires et cela est violent.

Donc là, c'est l'illustration parfaite du fait que la violence n'est pas un concept premier, de même que, contrairement à ce qu'indique Freud, le meurtre serait à l'origine de la civilisation. Non, il y a des conflits qui naissent de situations matérielles, de situations concrètes, sociales, de rapports sociaux, de liens sociaux.

La violence n'est pas le moteur de l'histoire, le monde n'est pas d'abord bruit et fureur, agressivité comme vertu première, et donc violence, mal absolu, péché originel.

Non, il y a des contradictions sociales, et ces contradictions entraînent des conflits. Le conflit, certes, prend une dimension motrice dans la vie même de la personne.

Donc, de ce point de vue, on peut faire l'éloge du conflit à condition de le mettre dans le contexte des contradictions, de faire plutôt l'éloge des contradictions humaines.

Nous sommes donc très loin du mythe du meurtre freudien du père, de la horde primitive, encore une fois, et on peut citer Marx et Engels dans « L'Idéologie allemande » :

« La façon dont les individus manifestent leur vie reflète très exactement ce qu'ils sont ».

Il est évident que cette question d'un conflit est au cœur de l'affaire. En effet, si le transfert émane d'un conflit, la pratique transférentielle sociale découle d'un conflit entre groupes sociaux ou classes sociales. C'est alors que l'affaire du tromper/cacher revêt une grande importance.

Le tromper/cacher de l'American way of life produit un mode de faire dans le social

Ainsi, Lacan met en avant le fait que, dans cette perspective, l'idéal de la civilisation américaine, « l'American way of life », produit une certaine façon de faire pour cacher et tromper, et que cela relève d'un obscurantisme efficace.

Cela est lié à une conception particulière dans l'abord du transfert.

Là, on voit bien le lien, dans le propos de Lacan, entre le social et ce qu'il dégage après sur l'aide à apporter à une personne, ce qu'on appelle de façon erronée, je trouve, la « clinique ». C'est-à-dire que, à partir de ce transfert social américain, social et politique américain du tromper/cacher, dans « l'American way of life », et bien il y a cette tromperie psychanalytique états-unienne que dénonce Lacan. Il dénonce le fait de considérer le transfert comme une illusion, voire un délire. Il y aurait ainsi une partie saine du Moi qui permettrait d'analyser et de contrôler ce transfert.

Voilà, c'est vraiment très fort ce point mis en évidence par Lacan.

Le leurre de la Raison qui contrôlerait le mouvement transférentiel

Alors ce qu'apprend l'APPS c'est autre chose que, bien sûr, cette question du transfert de « l'American way of life » : le transfert est un mouvement incessant et l'analyse rationnelle classique fait partie du mouvement transférentiel à son insu.

« *La raison est fille de la pulsion* », indique l'historien de la philosophie François Châtelet. Croire que la raison pourrait saisir le transfert comme illusion est illusoire, on ne peut pas maîtriser cette question transférentielle et on ne peut pas la considérer comme une illusion, comme quelque chose qu'on pourrait superviser.

Et cela concerne donc la question cruciale de l'État et du pouvoir. Il est possible de traiter par la force et la contrainte un transfert des masses, mais le transfert comme mouvement persiste et se développe sous différentes formes. Il est possible qu'un pouvoir autoritaire séduise et attire les masses, mais le transfert est mouvant, est concret, et continue bien sûr d'opérer malgré ce pouvoir autoritaire, à l'insu de ce pouvoir autoritaire qui croit pouvoir contrôler un transfert.

Donc croire qu'il serait possible d'être extérieur à ce mouvement du transfert social, être extérieur aux effets et aux conséquences de ce transfert social, relève d'une méconnaissance profonde.

Croire qu'une partie saine d'un individu ou des masses serait sollicitée par l'État en dehors d'un transfert est une illusion parfois tragique.

Cette conception du transfert de la vie sociale n'est pas sans lien avec la conception hégélienne de l'État ou du savoir absolu.

Marx était sur une autre base que celle de la pensée de Hegel, Marx n'était pas hégélien, l'hégéliano-marxisme de ce point de vue-là, comme idéologie, est dans cette illusion terrible du contrôle transférentiel des masses.

Ce qui pousse au meurtre social

Alors, quel rapport avec le meurtre social ? Eh bien, c'est justement cette vision idéologique, que ce soit celle de l'American way of life ou bien de l'hégéliano-marxisme, qui provoque les conditions de violence.

Bien sûr, le capitalisme également, dans son mode de production même, est d'une violence inouïe, nous reviendrons sur ce point, mais la façon donc de prendre de façon idéologique soit avec l'American way of life, soit avec l'hégéliano-marxisme, les poussées contraires sociales, implique des poussées sociales contraires dans le mental.

Il va donc y avoir un conflit entre ces poussées contraires et ce conflit même qui va animer toute la souffrance exprimée de différentes manières, que ce soit le délire, que ce soient les obsessions, que ce soient les phobies, que ce soient les traumatismes.

C'est bien là le point de départ et c'est bien là aussi, ce qui peut pousser au meurtre, au meurtre d'un autre ou au meurtre de soi-même, le suicide.

Ces poussées contraires ont une forme-valeur sociale. Une forme valeur sociale dans le mental fait écho avec ce qu'est la personne, son identité définie par Marx tout à l'heure de façon sociale, et cette lutte aliène la personne, c'est-à-dire qu'elle en est dépendante. Pour en sortir, il y a différentes façons, et justement, l'accompagnement proposé à l'APPS est centré sur une prise en compte de ces contradictions auxquelles sont soumises les personnes en souffrance. Il y a un accompagnement fait avec la personne elle-même pour trouver signification à sa souffrance, pour pouvoir transformer sa souffrance, mais il est un fait qu'il y a toujours une possibilité bien sûr de meurtre d'un autre ou d'un meurtre de soi-même, et qu'il convient d'en saisir la logique pour pouvoir la prévenir.

La dialectique menace / puissance

La logique se situe autour d'un binaire contradictoire qui est la menace et la puissance : je le disais tout à l'heure, la puissance c'est de pouvoir faire, de pouvoir faire quelque chose de sa vie qui correspond à une joie de vivre, à se dire que l'espoir de vivre quelque chose d'heureux le lendemain est important, d'avoir ces possibilités matérielles là, de le faire.

Alors, c'est là que vient cette menace, donc, dans cette impossibilité de faire ou de contrainte dans le faire pour la personne elle-même, et que là, il y a donc à saisir les enjeux auxquels sont soumis les personnes, pourquoi cette menace ?

Cette menace vient donc de ces valeurs entravées, vient du coup d'un malaise dans la pensée qui tourne autour de l'attribution.

Nous avons vu l'attribution économique, mise en avant par Engels, pour la placer en première position et la violence du coup comme seconde. Il y a quelque chose de similaire ici : une attribution peut d'abord se produire, entraînant ensuite une violence.

Il s'agit de l'attribution d'une pensée, c'est-à-dire que la personne qui pourrait devenir meurtrière, ou qui va devenir meurtrière, va attribuer une signification au comportement des autres, va attribuer ce qui se fait dans la vie courante, bien évidemment, aux paroles des autres, à ses comportements, aux images qu'ils donnent.

Et surtout, le point central, c'est que cette signification se transforme en intention, c'est-à-dire que l'autre veut cela à l'encontre de la personne.

Et qu'à partir de là, bien sûr, il y a des délires paranoïaques qui s'organisent autour de cela, mais également des meurtres non paranoïaques où il y a pour autant attribution d'une intention dangereuse pour la personne qui part d'une analyse erronée des contradictions auxquelles son mental et sa vie sociale sont soumis.

C'est à partir de là que le pouvoir de destruction attribué à l'autre devient éminemment dangereux et qu'une façon donc de se séparer de ces oscillations de pensée en disant « il veut cela, il ne veut pas cela, il veut me détruire, il ne veut pas me détruire » abouti à une séparation par le passage à l'acte, de supprimer l'autre qui aurait une intention.

Toutes ces questions de destruction, de pouvoir de destruction de l'autre, sont régulièrement présentes dans les questions délirantes, par exemple.

Le cas du président Schreber, analysé par Freud et Lacan, en est vraiment le prototype. Comment la destruction de lui-même pendant toute une partie des mémoires du président Schreber, réduit-elle Schreber à un état miséreux, à un état de destruction ? Eh bien, voilà ce qui va le pousser au suicide raté et que c'est à partir de cette logique de menace et de puissance qu'il va trouver la solution délirante de devenir dans l'éternité la femme de Dieu pour marquer sa solution face à la menace.

Nous voyons donc là comment, finalement, ce jeu de menace, d'abus, de privation, est toujours en rapport avec celui de puissance, de pouvoir faire quelque chose dans sa vie.

Là, il y a la boussole que nous devons prendre, au niveau donc de l'APPS, au niveau de nouvelles pratiques en santé mentale.

Je terminerai sur le point fondamental également qui est le contre-pied justement de Freud, l'historien de la philosophie François Châtelet, dont je parlais tout à l'heure, écrit :

- « à l'origine de la civilisation, on pourrait dire aussi bien du pouvoir, de l'activité politique notait « Totem et tabou », il y a un meurtre, origine de l'alliance des meurtriers et de leur commun remords ».

Donc, l'apport de Châtelet est d'essayer de transformer les propos de Freud concernant ce fameux meurtre du père de la horde primitive, de ce père patriarche qui possède toutes les femmes et dont les fils se rebellent et le tuent. Ce mythe, qui n'aide pas vraiment en pratique, Châtelet essaie de le moderniser en disant que, au départ de la civilisation, il y a un meurtre, origine de l'alliance des meurtriers et de leur commun remords.

Alors là, il y a plusieurs choses à dire : donc déjà, le point central que j'ai évoqué tout à l'heure autour de la production des rapports sociaux comme point fondamental, et non pas du politique, comme l'indique Châtelet dans cette phrase, ou Freud également.

On part donc, à partir de cette méconnaissance, vers des analyses qui sont erronées et qui ont un destin parfois tragique.

L'autre point fondamental c'est le danger de prendre l'origine comme point d'explication.

C'est justement là le travers de Freud, de parler de l'origine de la civilisation, et dès lors qu'on parle de l'origine, dans tous les domaines que cela soit, c'est comme pour l'idéologie, on part d'une mauvaise base, partir du point d'origine n'est pas la même chose que de partir du commencement.

Au commencement, il y a un fonctionnement, c'est-à-dire qu'il y a des valeurs qui fonctionnent et des valeurs qui font contradiction.

L'origine est un point mythique qui renvoie à une identité meurtrière du fait même de la transcendance dont je parlais tout à l'heure. Cette transcendance a évidemment un lien avec les religions, et celles-ci véhiculent cette idée de façon cruelle parfois. François Châtelet souligne un point fort de son analyse de la transcendance : la réapparition aujourd'hui d'un dieu médiéval sous des formes monstrueuses et cruelles.

Je cite Châtelet pour bien illustrer mon propos :

- « Dans notre jargon de philosophe, un principe posé à la fois comme source de toute explication et comme réalité supérieure, nous appelons cela transcendance.
Le mot est joli et je le trouve commode, les outrecuidants, petits ou grands, du leader de groupuscule au président des États-Unis, du psychiatre au PDG, fonctionne à coup de transcendance comme le clochard à coup de vin rouge ».

Alors voilà, cette transcendance qui est généralement mise du côté du divin, donc de la religion, apparaît dans la vie banale, laïque, moderne, et c'est ce qu'il indique, Châtelet, en 1975 :

« Le dieu médiéval s'est éparpillé sans pour autant perdre de sa force et de son unité formelle profonde.
On le voit partout, ce dieu médiéval aujourd'hui ».

Docteur Hervé HUBERT

Douzième conférence : *LE TRAUMATISME EST TOUJOURS SOCIAL*

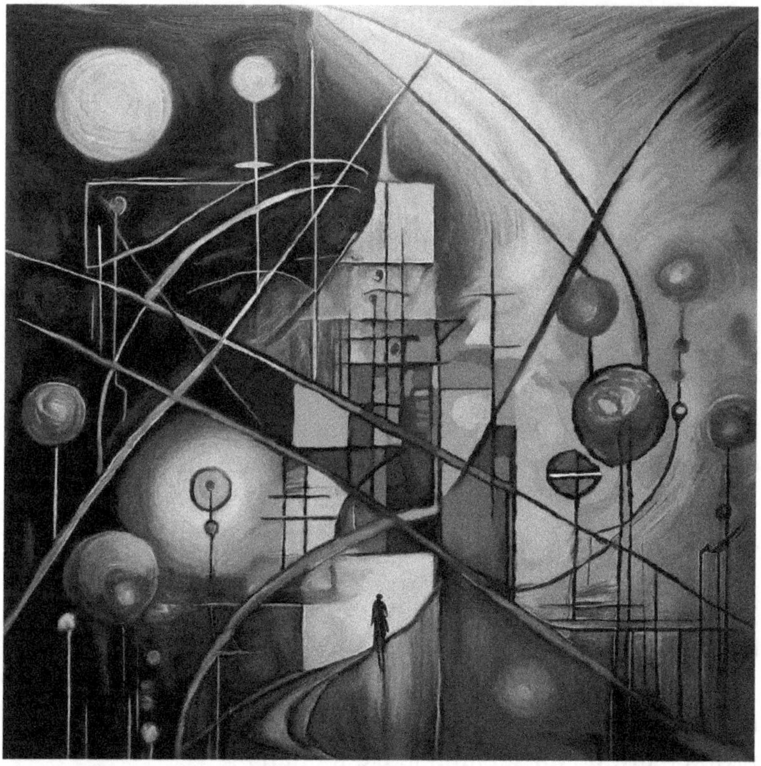

Bonjour,

Je vais vous parler aujourd'hui de la question du traumatisme.

Alors, je voudrais resituer, justement, ce thème dans le déroulé des conférences sur « *Il n'y a pas de maladie mentale, mais une problématique du social dans le mental* », pour bâtir également de nouveaux rapports entre humains, de nouvelles pratiques entre humains.

J'ai, pendant plusieurs conférences, essayé de sérier les obstacles qui existaient pour arriver, justement, à notre proposition de bâtir autre chose. J'ai introduit dans ces obstacles les contradictions à un moment donné, moteur et obstacles, comment, par exemple, l'amour et l'identification étaient des moteurs et des obstacles après avoir sérié les obstacles de la structure, du symptôme, notamment.

La fonction du meurtre dans le transfert social

Et puis il y a eu un moment, le mois dernier, où j'ai parlé du meurtre. Ce meurtre, je ne le place donc pas du tout comme point d'origine de la civilisation, comme le font les traditions patriarcales monothéistes ou la psychanalyse. Je le place plutôt au cœur dans la dynamique du transfert social, de l'analyse que nous pouvons faire des problèmes humains et, justement, cette question du meurtre, centrale, fait basculer.

Et là, dans cette série de conférences, cela fait bascule justement vers « Nous en avons fini de dresser les obstacles, dresser des obstacles et des moteurs », et nous passons vers « Qu'est-ce que nous proposons à l'APPS ? », à l'Analyse Pratique Psycho-Sociale dans le concret le plus possible.

Et le choix du traumatisme est important, puisque, finalement, dans un traumatisme, ce qui arrive donc vient de l'extérieur, vient du social.

C'est un très bon exemple pour alimenter et nourrir notre thèse : « Il n'y a pas de maladie mentale, mais une problématique du social dans le mental ».

C'est ce qui se passe exactement dans le traumatisme, que ce soit un accident, que ce soit une agression sexuelle ou même un traumatisme plus banal, mais non sans conséquence, d'être mal considéré dans la vie sociale, d'être injurié, d'être mal nommé, d'être maltraité du fait du transfert social que nous avons dans nos sociétés modernes capitalistes.

Nous sommes tous agents, effets et produits d'une relation sociale

Donc, cet aparté pour dire que, de même que le meurtre est toujours social, le traumatisme est toujours social. Donc, bien sûr, dans notre façon de faire en Analyse Pratique Psycho-Sociale, dans l'accueil d'une personne, il y a toujours un accueil personnalisé axé sur les questions concrètes posées par la personne afin de pouvoir en faire l'analyse concrète, analyse concrète des situations concrètes.

Ces situations concrètes traumatisantes qui peuvent se produire dans notre monde moderne, telles qu'être sans logement ou sans emploi, subir des violences physiques ou verbales, comme les abus, le trop, les abus sexuels, les harcèlements au travail et à l'école : tout cela a une incidence sur un élément central que nous avons placé à l'APPS, à savoir la production sociale, ainsi que je le rappelais dans la conférence précédente sur le meurtre social, la production sociale, comment, finalement, nous sommes tous agents, effets et produits d'une relation sociale.

Nous sommes produits d'une relation sociale, j'avais insisté là-dessus la fois dernière, mais nous sommes aussi agents, c'est-à-dire que nous agissons dans ce cadre-là et que nous sommes effets de ces relations sociales, agent/effet/produit d'une relation sociale.

Si on met en pratique cette formule, cela bouleverse l'état simple et unique de victime, on se rend compte que le concept de victime peut devenir un concept prison, qui est bouleversé, justement, par : « considérons d'abord les relations sociales » avec l'outil Marx, prenons en considération le fait que nous sommes agents, effets et produits d'une relation sociale, cela bouleverse le concept de victime, cela bouleverse aussi les questions de discrimination, que nous prenons dans ces deux cas-là une autre base que la base habituelle, classique, et que nous arrivons à sortir de la plainte et des mécanismes de la plainte.

Les questions ont une réponse, il s'agit de bien formuler la question, c'est ce qu'indique Marx, une fois encore, la réponse à la question et dans la formulation de la question.

Les questions sont une réponse à mettre en forme, donc avec la personne elle-même, une mise en forme, une mise en formulation, et l'examen de la question sera centré sur les conditions sociales impliquées dans le problème.

Par conséquent, toutes les pratiques que nous allons dégager lors de nos séances à l'APPS sont axées sur l'idée que le mental est lié au social et que cela justement n'est pas vu, pas pris en compte dans le fondement de la psychologie et de la psychiatrie.

Donc, toutes les méthodes et thérapeutiques proposées sont orientées dans la pratique par ce primat du social et du psychosocial : psychothérapie individuelle, groupe de parole, accueil psychosocial, travail éducatif, travail avec l'environnement de la personne, famille, milieu scolaire ou professionnel. Cela implique de se centrer sur la conscientisation du « faire » dans le social, pour la personne.

Que fait-elle dans le social au quotidien ? Comment ce « faire » se fait, est fait ?

Et là encore, la formule agent, effet et produit d'une relation sociale fonctionne concrètement, y compris dans la formule « se faire avoir », tout simplement, qui est fréquente dans la question du traumatisme. De quoi et en quoi la personne est-elle privée ? Avec quels abus cela rentre-t-il en valeur ? Abus d'un autre ? Abus de la personne elle-même dans sa vie concrète ?

Cela renvoie dans la thérapie aux connexions d'anneaux, des anneaux/valeurs qui concernent le pouvoir des mots, le pouvoir des images, le pouvoir des corps. Comment tout cela fonctionne en anneaux, c'est-à-dire qu'un anneau ne fonctionne jamais tout seul, qu'il est lié à deux autres anneaux, et que c'est cette mise en rapport d'anneaux de valeur qui est à analyser avec la personne elle-même.

Cette pratique prend la question traumatique de façon non ségrégative et non discriminatoire dans la fonction même de l'accueil et de l'accompagnement.

Ces fonctions proposent en effet à la personne accueillie de se saisir d'outils communs aux humains, les valeurs, les contradictions, la puissance, la menace, l'abus, la privation.

L'insu du faire et la formulation d'un meurtre

Tout humain connaît cet outil-là, il est très éloigné du Moi, du ça, du Surmoi, du signifiant, du signifié. On a des choses-outils concrètes comme moyen de travail, puisqu'il y a souvent donc un conflit, on l'avait vu, entre la force, la volonté de faire, et de ne pas en avoir les moyens. Cette perte de moyens, qui, justement, est sollicitée avec effroi dans la question du traumatisme.

Donc, c'est de pouvoir se saisir d'outils d'accompagnement et d'analyse en commun, avec des outils communs que sont ces valeurs contradiction, puissance, menace, abus, privation.

Et donc, ces pratiques excluent, bien sûr, d'autres pratiques qui ne sont pas fondées sur ces repères.

La question du travail d'accueil et d'accompagnement se pose dans ce contexte. Elle permet de cerner l'insu qui se cache derrière un « faire » : ce que la personne fait, mais aussi de façon passive, en quoi elle a été faite dans son traumatisme, en quoi elle s'est fait avoir par quelqu'un d'autre, ou par un groupe, ou par un système, en quoi elle a été tuée.

Et c'est ainsi que nous allons travailler, sur cet insu, ce non connu du « faire » que va découvrir la personne elle-même.

Cette phrase « en quoi a-t-elle été tuée » est forte, puisque lorsque nous la prononçons en entretien, « en quoi avez-vous été tué(e) ? », « quand, à quel moment avez-vous été tué(e) ? », cela pourrait paraître anachronique puisque la personne est bien vivante, mais que justement cette force du mot « meurtre » du verbe « tuer » a beaucoup d'incidence et que ça fait écho directement à la question traumatique.

C'est donc avec ces repères qu'une personne est accueillie et que, dans ce contexte, elle va produire un récit, le récit d'un drame qui prend pour elle une signification personnelle, et nous allons l'accompagner à partir de là.

Dès lors qu'un « faire » est produit dans le social, dans le commun vivant du social, elle prend valeur sociale avec plusieurs significations possibles, au moins une signification double.

Et c'est là où c'est complexe, c'est-à-dire que, plutôt que de se cantonner, comme avec la psychanalyse, à ce que l'on dit, et que ce dit peut diviser, peut-être, bien sûr, dans l'équivoque, dans le double, là, nous ne prenons pas uniquement le « dit », mais le « faire » le fait, le fait social.

Et dès lors que l'on fait quelque chose dans la vie, chose qui n'est pas forcément d'une importance capitale, et bien ça se divise. Il y a plusieurs significations possibles. C'est justement la source, non seulement des interprétations, mais des autres, de la part des autres. Qu'est-ce qu'il a fait ? Est-ce bien ? Est-ce mal ? Qu'est-ce que ça veut dire ? Qu'est-ce que ça signifie ? On voit que plusieurs significations deviennent possibles, ce qui rend les choses ambiguës. L'ambiguïté, c'est justement les poussées contraires ; « ambigere », c'est ça, c'est pousser d'un côté, pousser de l'autre ; « ambigere » qui est l'étymologie d'ambiguïté.

Il sera exprimé des poussées contraires dans ce contexte dont la dynamique contradictoire sera un point essentiel à explorer.

Il s'agit de trouver des repères avec la personne elle-même en quittant ainsi toute dimension tutélaire ou de prise en charge qui parasite les autres orientations d'aide en santé mentale.

Prendre en charge, c'est finalement se mettre à la place de la personne, faire pour elle. Nous faisons avec elle, de même nous travaillons avec des outils, des outils qui sont antagonistes de toute pratique idéologique ou transcendantale. Nous avons déjà eu l'occasion, lors des conférences précédentes, d'insister sur ces deux obstacles majeurs que sont l'idéologie et la transcendance.

Se servir d'outils issus d'une pratique, celle du « faire », est autre chose que de partir d'une position où un principe, source de toute chose et de toute explication, est posé d'emblée comme souverain. Cette formule simple traduit autrement le primat de l'idéologie et de la transcendance.

Et cela donc exclut bien sûr toute logique psychopathologique qui nourrit la plupart des psychothérapies.

Notre originalité est donc d'avoir une référence de travail théorique issue de nos pratiques qui est novatrice et qui n'a pas été pratiquée jusqu'alors.

Cette théorie APPS nécessite un rapport d'aller-retour dialectique avec la pratique et donc, il y a un côté de recherche théorico-pratique centrée sur l'accompagnement et la responsabilisation des personnes que nous accueillons.

Le terme « responsabilisation » est évidemment lié au fait que nous ayons des outils en commun. L'appropriation par la personne de ces outils va la responsabiliser dans la thérapie, mais aussi dans le but de la responsabiliser dans sa pratique du faire dans le social, et notamment en ce qui concerne les conséquences du traumatisme.

Dans ce contexte, l'importance des poussées contraires, des contradictions au travail, va être explorée. Le « trop » du traumatisme fait naître une force liée à un « trop ».

Il faudra explorer le conflit entre cette force et la production du rapport social lié au traumatisme. Comment le rapport social lié au traumatisme, les conséquences sociales du traumatisme, vont-elles entrer en conflit avec la force liée au « trop » subi ?

Donc, là, il va y avoir une contradiction centrale, un conflit. L'analyse des situations concrètes pour chacune des personnes sera aussi notre boussole pour les aider à sortir de cet état d'oscillation conflictuelle.

Par exemple, la vie sociale peut provoquer que la personne se fige sur une situation concrète, ne pas tourner la page d'une relation affective, s'enkyster sur la perte d'emploi.

On cherchera alors avec elle la valeur qui fonctionne dans son intime et qui la pousse vers la vie.

Quelle valeur fonctionne pour cette personne ? : C'est une question qu'il convient de poser avec elle, à lui poser.

Quelle est l'histoire de cette valeur dans son parcours, et pas uniquement familiale ? Comment cette valeur se met-elle en marche ?

Les thérapies individuelles seront concernées, mais aussi les groupes de paroles où les valeurs des autres circulent, ça, c'est un point important.

De même, le ressenti du meurtre social est une autre façon de prendre les problèmes étiquetés « délire de persécution paranoïaque ». Comment la menace de la destruction par un autre correspond-elle à la mort d'une valeur ? Comment aborder finalement ces questions sans parler obligatoirement de pathologisation ni d'un délire pathologique ? C'est un délire humain, et donc une question humaine qu'il convient de pouvoir analyser du point de vue des poussées contraires de valeurs transportées.

Il s'agit donc de proposer une autre approche qui n'est pas ségrégative ni discriminative, comme l'est la psychopathologie, donc de proposer une approche où les personnes peuvent saisir là aussi nos outils mettant à l'œuvre les contradictions et les formes « valeur ».

Ce travail sur les contradictions a bien pour but la question d'arriver, pour la personne, à vivre autrement dans le rapport avec les autres.

C'est là l'essentiel de la thérapie APPS, le passage des valeurs contradictoires dont le moteur est fait de poussées contradictoires, donc arriver à un passage qui fait force de vie pour la personne.

Les poussées contraires dans le faire, dans nos actions, sont le problème des humains en général, mais sont particulièrement fortes en cas de traumatisme.

Si, pour les discriminations sociales, nous reprenons le schéma dominant/dominé, il est important de saisir que les dominés sont animés de poussées contraires, cela rentre en rapport donc du coup avec d'autres valeurs, et notamment les valeurs des dominants.

Donc, il s'agit de pouvoir éclaircir cela de façon cruciale le fait que le dominé accueille transférentiellement, dans le contexte de la division du faire social, l'ombre transférée du dominant

Dans le transfert social, c'est-à-dire dans la vie sociale, il y a donc la mise en vie, la mise en transfert des poussées contraires de la personne que nous accueillons, et de l'autre, et cela constitue la véritable difficulté de la vie humaine sociale. Cela entraîne des mouvements de rejet, des coupures, des divisions, ce qui permet d'évoquer cette vie sociale. La personne doit pouvoir en faire le récit, un récit analytique contradictoire de ce qu'elle vit, pouvoir parler de ses expériences, de ses moments de rejet, de coupure, de division, liés précisément à la question de l'accueil. Comment cet accueil, dans le social, du fait des rapports sociaux de production, provoque-t-il un rejet, des coupures, des divisions ?

Donc on a un transfert qui est issu de la dualité que vit la personne et qui reflète bien la formule que nous avons utilisée tout à l'heure d'agent, effet et produit des rapports sociaux de production.

Si nous sommes « agent », cela va être contradictoire avec « produit » ou « effet ». Comment ces rapports de production sont-ils donc la clé pour analyser les situations ? Comment la division du « faire » social humain, son énigme, reste-t-elle enkystée là-dedans ? Comment cesser d'être divisé dans des poussées contraires nécessite-t-il cette approche ?

Arriver à changer les rapports sociaux pour la personne traumatisée est une épreuve, car il y a toujours une ombre, l'ombre du dominant dans sa relation avec la société, avec le social, donc avec le transfert social.

Il faut considérer, dans ce transfert social, le fait que le dominé accueille transférentiellement, dans le contexte de la division du faire social, l'ombre transférée du dominant : ils sont à la fois eux-mêmes et l'autre, et c'est là que se trouve le traumatisme de la civilisation humaine, en général, le rapport intime entre soi-même et l'autre, un rapport intime qui doit bien sûr être mis dans le collectif, la dimension collective.

Le dominé traumatisé accueille les valeurs du dominant dans ce contexte de transfert divisé.

Cela prend les questions de l'aliénation qui est donc le point de départ de la souffrance dans une dynamique sociale réelle, celle des poussées contraires conflictuelles.

Il s'agit donc de tester cela dans le vécu même de la personne, pour qu'elle puisse faire un récit, partager sa souffrance, raconter les poussées contradictoires conflictuelles, en mettant en évidence celles du dominant et du dominé.

Cela est important pour l'explication logique des rapports de discrimination, cela est essentiel pour la pratique de l'émancipation individuelle et collective, l'émancipation d'un rapport finalement.

L'ordre dominateur et ses valeurs se transfèrent et peuvent expliquer les violences horizontales par rapport aux semblables, l'expression de la dualité des poussées contraires est un phénomène là encore crucial pour avancer, pouvoir exprimer cette dualité.

En attaquant les valeurs dominatrices qu'elles portent à leur insu et qu'elles attribuent aux autres, les personnes traumatisées deviennent elles-mêmes dominatrices. On a donc là un problème crucial à résoudre, qui permet de sortir de la logique courante des bonnes pratiques, c'est-à-dire de la logique manichéenne du bien et du mal, des bonnes pratiques du bien et du mal, reflet schématique et erroné des combats de valeurs intimes de la personne, des formes/valeurs de la personne réelle.

Le traumatisme social est donc paradigmatique de notre référence au transfert du social dans le mental, il peut nous éclairer sur d'autres problématiques où ce transfert est moins direct.

Cependant, sur l'effet direct du traumatisme, il y a certainement à prendre de la graine au sujet des classiques amnésies et refoulements évoqués par la psychiatrie classique. Comment expliquer ces élargissements des hiatus dans la pensée, et ces refoulements qui font retour ? Cela est très intéressant, car nous pouvons ainsi montrer l'absurdité et le danger des théories issues de l'inconscient psychopathologique.

Pour nous, la pensée vit dans un rapport social et, pour le refoulement des valeurs, la question de la pulsion est toujours prise dans le mouvement social des valeurs.

Cela nous permettra de partir d'une autre base pour travailler avec les personnes, les connexions, les déconnexions, les fixations et les répétitions.

La question du travail également dans ce contexte, devient la question de l'insu d'un faire au travail.

Cette boussole de la valeur du faire, exprimé dans le social, renvoie à tous les éléments vécus par la personne. Il va falloir faire émerger avec elle la question de l'humiliation et la question de la trahison.

Cette trahison qui renvoie au meurtre social, et, là encore, Marx est un outil précieux, c'est-à-dire que, contrairement à la psychanalyse qui défend un autre monde, celui de l'inconscient freudien, Marx prend le monde réel, vécu par les humains.

Dans le Capital, dans le chapitre « Le caractère fétiche de la marchandise et son secret », Marx parle de secret, de fantasmagorie, de transformation.

Il évoque des jeux de supposition, d'attribution, du rapport au caché, au trompeur, au jouisseur, à l'insu, ou ne pas vouloir savoir.

Tous ces thèmes psychologiques sont raccordés au travail, sont raccordés au faire de l'humain, des humains.

Alors, je reprendrai cet extrait du Capital :

> « Ce n'est donc pas parce que les produits de leur travail ne vaudraient pour eux que comme enveloppe matérielle d'un travail humain différencié que les hommes établissent des relations mutuelles de valeur entre les choses, c'est l'inverse, c'est en posant dans l'échange leurs divers produits comme égaux à titre de valeur qu'ils posent leurs travaux différents comme égaux entre eux à titre de travail humain.
>
> Ils ne le savent pas, mais ils le font pratiquement, la valeur ne porte donc pas écrit sur le front ce qu'elle est, la valeur transforme au contraire tout produit du travail en hiéroglyphe social.
>
> Par la suite, les hommes cherchent à déchiffrer le sens du hiéroglyphe social, à percer le secret de leur propre produit social, car la détermination des objets d'usage comme valeur est leur propre production sociale, au même titre que le langage »

C'est donc l'analyse de ce rapport entre l'échange, la valeur, et l'égalité qui concerne le travail, et donc le rapport d'exploitation, de meurtre que s'analyse la duperie dans laquelle se produisent les rapports humains et leur violence.

C'est là une grande leçon donnée par Marx, une grande orientation pour l'analyse des rapports sociaux qui donc, dans les mentalités humaines, sont inversées. C'est Marx, vraiment, le grand transformateur dans l'analyse de la vie humaine, de la vie sociale humaine, en renversant les choses, en renversant les habitudes de pensées, en renversant ce qui paraît naturel.

Et c'est d'ailleurs aussi un point important que j'ai déjà souligné plusieurs fois, de renverser justement la logique de Hegel.

> « C'est en posant dans l'échange leurs divers produits comme égaux à titre de valeur qu'ils posent leurs travaux différents comme égaux entre eux à titre de travail humain. Ils ne le savent pas, mais ils le font pratiquement, c'est le rapport de l'échange de l'égalité via la valeur et son rapport qui produit le hiéroglyphe social et le rapport au travail sur la signification. »

La forme « valeur » joue un rôle crucial dans cette logique.

Point révolutionnaire, l'insu est du côté du faire. Sa phrase « *ils ne le savent pas, mais ils le font pratiquement* », voilà toute la dimension concrète de pouvoir voir, renverser, remettre les choses à l'endroit.

L'insu est du côté de ce que nous faisons et produisons dans la vie sociale, donc notre analyse doit partir de cette donne.

Marx part ainsi du concret, de la jouissance dans les rapports sociaux, de ce qu'ils produisent et de leurs effets dans les relations entre les êtres humains. Il donne l'orientation cruciale pour analyser les transferts singuliers dans ce qui noue le rapport d'échange et l'égalité, d'où il peut être tiré un enseignement révolutionnaire dans la pratique de transformation du « faire ».

C'est donc ce que nous proposons comme outil, en commun avec les personnes.

Docteur Hervé HUBERT

Treizième conférence :
PRATIQUER AVEC L'ANALYSE PRATIQUE PSYCHO-SOCIALE

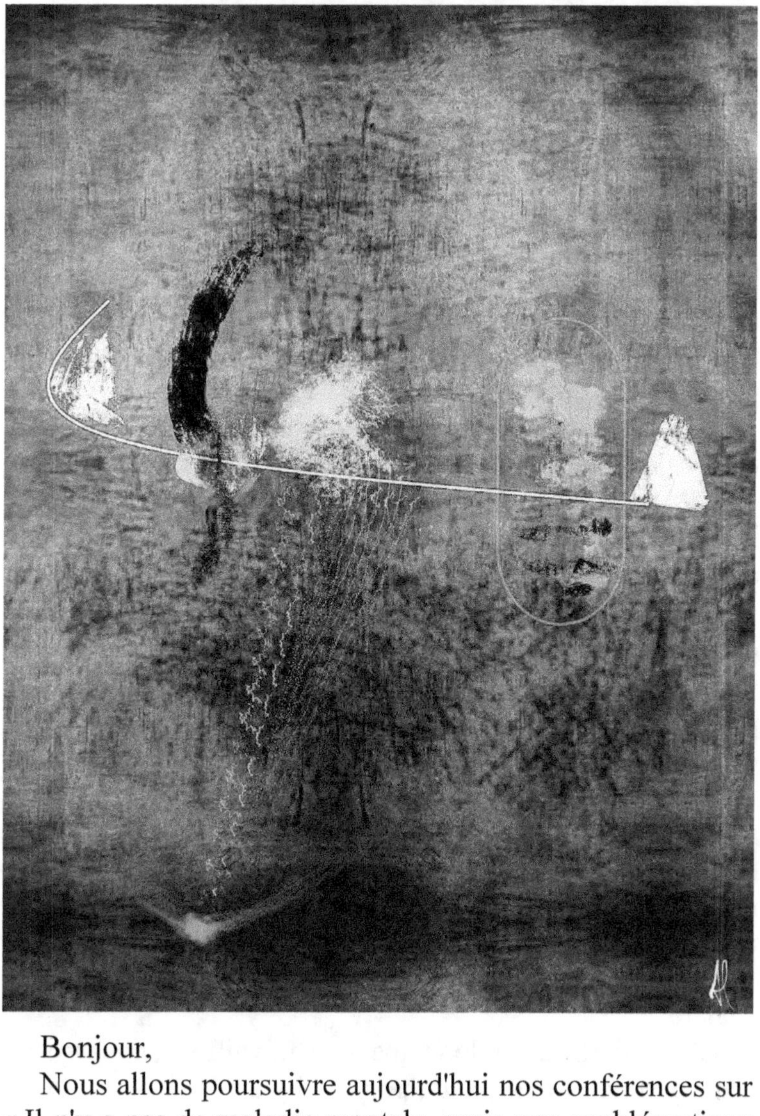

Bonjour,

Nous allons poursuivre aujourd'hui nos conférences sur « Il n'y a pas de maladie mentale, mais une problématique du social dans le mental », nous avons jusqu' alors travaillé tous les obstacles qu'il nous paraissait important de soulever pour arriver justement à de nouvelles pratiques entre humains, du côté notamment donc, de ce qui est primordial : la santé et la santé mentale. Et puis, nous avions vu les obstacles, les moteurs, c'est-à-dire nous avons pris les choses de façon contradictoire, dialectique, avant d'arriver la fois dernière à ce que nous allons poursuivre aujourd'hui, savoir ce que nous proposons à l'APPS, Analyse Pratique Psycho-Sociale.

La fois dernière, nous avions parlé du traumatisme social et effectivement, c'est bien le commun des différents êtres humains aujourd'hui que d'être pris dans les effets des traumatismes sociaux qui sont très divers, très différents, mais qui font notre point commun.

Alors que faire avec l'APPS ?

Que faire avec l'Analyse Pratique Psycho-Sociale qui n'est pas donc l'analyse des pratiques psychosociales ?

Il s'agit d'une analyse pratique et ça c'est un point important qui relève déjà de l'outil Marx, de faire des analyses pratiques, ce qui nous différencie effectivement, ce qui nous distingue, c'est de prendre la base, une base différente pour aborder la question des souffrances dans le mental, de prendre la base sociale, partir d'une autre base, partir des contradictions sociales vivantes et c'est pour cela que nous avons choisi l'outil Marx, nous l'avons rappelé de multiples fois.

C'est-à-dire que les êtres humains sont pris dans des poussées contraires, sont toujours pris dans un rapport qui est toujours social et que c'est pouvoir aider dans un rapport avec les autres, en prenant cette dimension sociale, ce que fabrique une société comme difficultés dans les rapports sociaux.

C'est à partir de là donc que nous travaillons, nous avons donc découvert dans ce rapport qu'il y avait au moins deux questions humaines importantes, celle de la forme et celle de la valeur.

Deux questions humaines importantes : la forme et la valeur

Marx a rassemblé ces deux questions avec le terme de « forme valeur ». En effet, Marx dans le Capital déploie tout au long de son œuvre la base aujourd'hui évidente que notre civilisation est une civilisation de la valeur, de la valeur capitaliste et que justement cette civilisation-là privilégie beaucoup l'abstrait. C'est ce qu'il indique notamment dans les tout débuts du Capital livre 1, comment le capitalisme pousse à l'abstraction, ce qui nous éloigne donc bien sûr des problématiques humaines concrètes et que dans la souffrance mentale, dans la souffrance psychique, il y a bien sûr d'emblée ce terrain de l'abstraction contre lequel il va falloir lutter.

D'où notre orientation de psychothérapie concrète, inspirée de George Politzer, de partir de l'analyse concrète des situations concrètes, du transfert social, du transfert de valeur et de ses contradictions.

Ce qui fait souffrance dans le mental est lié bien sûr à ces impératifs sociaux et à ces moqueries, ces stigmatisations, ces discriminations, lié au système de production, au mode de production capitaliste qui, par rapport aux différences entre les humains, va plutôt augmenter la tendance du rejet, du rejet de valeur, de faille de soi, de valeur de soi, de valeur donnée par les autres, de valeur donnée par un système, donc qui met en avant le rejet, la coupure et non pas la solidarité.

Une nouvelle façon de prendre la question du double en mouvement

Pour bien avancer du côté donc de la souffrance dans le mental, nous avons aussi mis en avant les formes valeur mot/image/corps en insistant sur, justement, « forme valeur », puisque la forme renvoie toujours à un double et que le « faire », également dans le social, est toujours double aussi, puisque nous nous intéressons effectivement à : qu'est-ce qu'on fait dans le social ? Quelle forme de souffrance cela engendre ?

Comment la souffrance au travail, la souffrance dans la famille, dans les groupes sociaux en général fait souffrance ?

C'est-à-dire fait poussées contraires : rester ou pas dans un travail pénible, rester ou pas dans une situation familiale complexe, dans une situation conjugale complexe, et qu'il s'agit bien de passer d'une forme de l'analyse d'une forme formelle, à l'analyse, d'une forme réelle, une forme concrète.

Ce système de forme, c'est vraiment quelque chose qui est intéressant, parce que ça montre que l'être *socié* est toujours en mouvement, loin d'être figé, mais qu'il va se fixer, justement, se figer dans certaines situations difficiles qu'il va falloir débloquer, et que mot/image/corps, ça nous aide dans des tas de problématiques, ça nous aide justement sur la question de la forme du corps par exemple, les questions concernant l'obésité, concernant les troubles des conduites alimentaires, concernant l'esthétique.

Une forme valeur cela fonctionne

Nous sommes toujours donc dans un système de valeurs personnelles et collectives qui fonctionnent, une valeur cela fonctionne, cela vient de la physique bien sûr, mais notre vie est physique, notre vie est alimentée aussi par cette question d'une forme valeur qui fonctionne, et pour le meilleur et pour le pire, en quelque sorte, dans les rapports sociaux.

Donc nous sommes à la fois produits, nous sommes des produits, des rapports sociaux de production, nous sommes aussi effet de ces rapports sociaux, mais nous avons cette part d'être agent des rapports sociaux.

C'est là-dessus que l'on doit pouvoir accompagner la personne sur le fait qu'elle agit, et donc divise dans ses actions, dans son « faire », que le « faire » divise et alimente ses conflits personnels.

La critique de l'unidimensionnel foucaldien

La société donc agit sur les mentalités et favorise quand même les questions de concurrence et de haine.

Marx dans son introduction au Capital, dans sa préface donc, le Capital, c'est une critique de l'économie politique dominante à l'époque, donc il insiste pour dire que :

> « Sa matière de travail, ce dont elle traite, fait descendre contre elle, dans l'arène, les passions les plus violentes, les plus mesquines et les plus haïssables du cœur humain, les furies déchaînées de l'intérêt privé ».

Nous avons là quelque chose de fort, de concret, c'est-à-dire : voilà à quoi l'être humain est réduit dans cette société et comment il s'agit de partir des contradictions concrètes du « faire » humain pris dans ces passions humaines qui concernent donc l'amour, la haine, l'ignorance, mais qu'il s'agit de partir de ces rencontres humaines, il ne s'agit pas donc de partir du côté du fonctionnement intellectuel séparé de ses réalités sociales, comme a eu tendance à le proposer Michel Foucault dans une orientation unidimensionnelle.

Il s'agit, au contraire, de pouvoir regarder du même regard quiconque est concerné par l'aventure humaine, de pouvoir partager cette aventure, de ne pas en être séparé, de pouvoir partir du commun pour aborder les différences.

Foucault est parti d'un rapport à la psychiatrie en tant qu'entité abstraite et éternitaire qui va contre la dynamique de la liberté.

Il ne saisit pas le transfert historique comme point d'analyse fondamentale et que la psychiatrie qu'il dénonce est un moment historique qui n'est pas éternitaire et qui n'est pas abstrait de la société et des pouvoirs que nous avons de modifier cette société : Il s'agit de modifier les modes de production, et accompagner les changements nécessaires dans la pratique de la psychiatrie.

Foucault a tendance à mettre en place une idéologie fixiste et donc réactionnaire, avec la réduction vers des catégories immuables.

Au contraire, il s'agit bien sûr de partir des idéologies, de partir des idées. Voilà, bien sûr, ce qu'est notre travail, les personnes que nous rencontrons ont des idées et elles en souffrent.

Il faut au contraire pouvoir analyser l'idéologie qui possède cet être humain là, quel fétiche règne sur cet être humain là ?

Il s'agit donc de pouvoir partir de l'ordre dans lequel cet être social, concret, humain, fonctionne, vit et vit dans les différents groupes familiaux, de travail, etc.

Et il faut bien voir que justement, cet être social unique a ses différences et un ordre bien particulier, un ordre hiérarchique dans les valeurs qui ont constitué ces rapports entre les mots, qui l'ont marqué, les images qui l'ont marqué, les sensations de corps qui l'ont marqué dans l'enfance et après, mais aussi dans les mots qui le marquent aujourd'hui, dans les images qui le marquent aujourd'hui dans les ressentis corporels qui le marquent aujourd'hui.

Qu'est-ce qui l'opprime ?

Certes, à partir de la structuration et du fonctionnement de la société, mais qu'est-ce qui l'opprime également lui, dans son fonctionnement, et comment peut-il s'en libérer ?

Il s'agit là de pouvoir faire une critique avec la personne de ce qui l'opprime, de ce qui l'oppresse, et qu'il s'agit d'avoir donc notre boussole à l'APPS, de prendre la vocation au plus-être de l'humain.

Le moins-être est le résultat d'un ordre dominant, encore une fois l'ordre dominant, produit par la société, mais qui vient parasiter son ordre à lui-même, et que dans son ordre à lui-même il trouve satisfaction, malgré les souffrances, et que c'est là qu'il convient de pouvoir travailler ensemble, dans un accompagnement partagé et non pas dans des diagnostics hérités, soit de logique psychiatrique du 19e siècle/début du 20e siècle avec Freud, ou bien du plus moderne DSM de l'idéologie des États-Unis d'Amérique qui, comme pseudoscience finalement, nous propose quelque chose dont le but est de favoriser le fonctionnement des assurances privées.

Il y a quelque chose d'important à mettre en œuvre qui est l'analyse transférentielle pratique et de voir, justement, que finalement, de ce côté-là, il s'agit de pouvoir rentrer en dialogue.

Et c'est dans une logique de dialogue avec la personne qu'on peut analyser ces contradictions, ces poussées contraires dans lesquels elle est prise, et d'arriver à pouvoir modifier, faire un changement de base pour la personne.

De même que dans la critique que je faisais tout à l'heure par rapport à Foucault, vient souvent le terme « un autre regard », porter un autre regard sur la maladie mentale, sur la souffrance, mais cela ne témoigne, finalement, que d'un simple déplacement.

Regarder autrement c'est un déplacement, mais ça n'est pas une révolution, une révolution individuelle qu'il est nécessaire de mettre en place.

Marx fait la critique d'un transfert historique qui produit cette même critique comme vérité

Pour cela, c'est important de voir les avatars de la psychanalyse où il y a eu des déplacements, faits par la psychanalyse, de problèmes, mais il y a eu un déplacement des normes finalement, mais les normes restent, la subversion d'un ordre psychopathologique médical a créé, d'un point de vue psychanalytique, un autre ordre psychopathologique, l'œdipe et le familialisme, des représentations aberrantes qui nous gouvernent, finalement,

Voilà, c'est le point fondamental, les représentations aberrantes qui nous gouvernent ne sont pas remises en question par ce qui est de l'ordre du déplacement, c'est-à-dire que la critique fondamentale faite par Marx dans le Capital, ce n'est pas tellement de critiquer les textes économiques, mais c'est de voir que la critique nécessaire qu'il fait est un transfert.

Et c'est la critique d'un transfert historique qui produit cette même critique comme vérité.

Docteur Hervé HUBERT

Quatorzième conférence :
LES FORMES VALEURS CHEZ ANTONIN ARTAUD

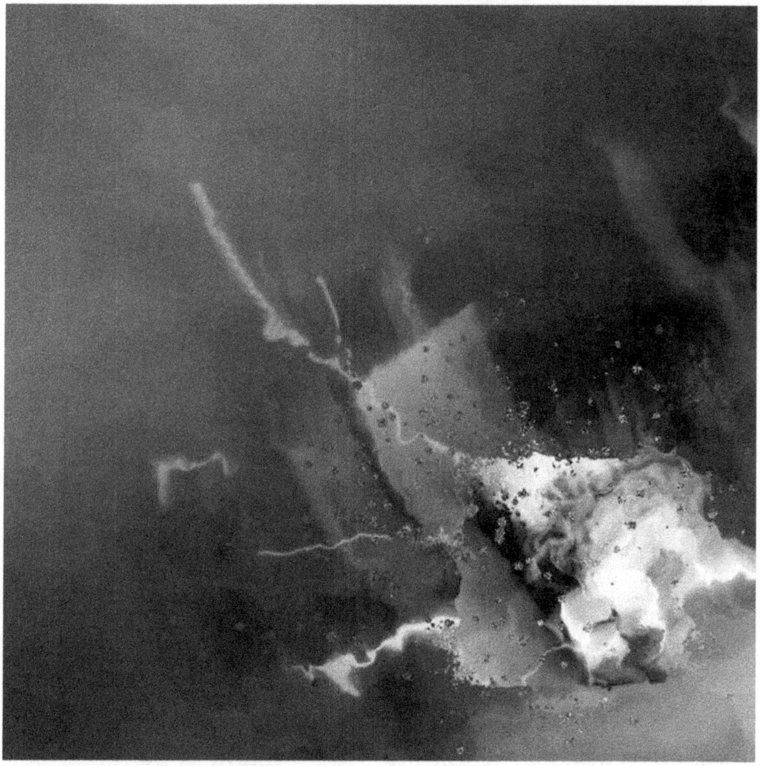

Bonjour,

Nous allons poursuivre et terminer aujourd'hui notre cycle de conférences sur « il n'y a pas de maladie mentale, mais une souffrance du social dans le mental ». J'avais commencé ce cycle de conférence par l'enfant poète assassiné et je vais terminer par Antonin Artaud, poète, assassiné en quelque sorte lui aussi. Je vais partir notamment d'un texte qui est dans ses œuvres complètes dans le premier volume, et qui parle de sa correspondance, de ses débuts pour être publié comme poète et ça m'a paru important pour voir comment dans la reconnaissance de l'être poète, il y a cette affaire de pouvoir être reconnu par d'autres.

Artaud que je qualifie souvent comme « mon seul maître en psychiatrie » a commencé donc sa carrière éditoriale en1923, le 1er mai 1923 et le 5 juin 1923, où finalement, Artaud qui écrit quelques poèmes va faire une démarche auprès de Jacques Rivière qui était alors Directeur de la NRF, Nouvelle Revue Française. Artaud va donc être en correspondance pendant un certain temps avec Rivière en vue d'aboutir à une publication de ses poèmes. Cela a été difficile, et Rivière au départ exprime d'abord un refus, et on va voir comment finalement cette correspondance nous apprend sur la souffrance et le traitement par la poésie pour Antonin Artaud.

Le traitement d'une souffrance par la poésie

Alors, le premier mai 1923, Rivière répond à Artaud dans un courrier en lui disant : « Monsieur je regrette de ne pouvoir publier vos poèmes dans la Nouvelle Revue Française, mais j'y ai pris assez d'intérêt pour désirer faire la connaissance de leur auteur, s'il était possible de passer à la revue un vendredi entre 4 et 6h je serais heureux de vous y voir ». Voilà ! Donc il y a l'amorce là d'un transfert, alors d'un transfert qu'on va pas du tout résumer au transfert psychanalytique, d'amour, de haine, d'ignorance notamment, qu'on va plutôt aller du côté d'un transfert social, puisque il s'agit justement d'une rencontre en vue d'une publication sociale, celle de ses poèmes et puis surtout du transfert de valeurs qui est notre boussole à l'APPS ; puisque Artaud s'adresse à Rivière dans un but de reconnaissance de valeur d'être édité et donc il y a un refus, mais un refus qui laisse une ouverture, justement les poussées contraires, refus, mais ouverture : « *ce n'est pas bon pour une publication, mais j'ai envie de vous rencontrer* ». Voilà un peu le message laissé par Rivière.

Artaud va rencontrer donc Jacques Rivière et il lui répond par écrit. C'est là où va commencer vraiment une correspondance transférentielle de valeurs.

Une correspondance transférentielle de valeurs

Artaud écrit : « C'est que la question de la recevabilité de ces poèmes, c'est la question qui vous intéresse autant que moi. Je parle bien entendu de leur recevabilité absolue, de leur existence littéraire ».

Donc cet absolu qui est mis en avant par Antonin Artaud, ce qu'il veut c'est avoir la recevabilité absolue de ses poèmes c'est-à-dire que ce qu'il écrit comme poème, comme jeu avec des mots, comme création personnelle, il veut que cela soit reçu par quelqu'un d'autre, qui a un certain pouvoir de les éditer, il ne veut pas que quelque chose soit retranché, il veut cet Absolu-là, il veut cet Absolu-là puisque il s'agit de la valeur de son être à lui, Antonin Artaud, c'est ça qui est en jeu, c'est ça qui est concerné. C'est qu'à travers la réception par quelqu'un d'autre pour lui de ce qu'il a écrit comme œuvre d'art, cela touche l'être humain, celle du camarade humain, Jacques Rivière. Je reprends l'expression camarade humain du psychiatre, antipsychiatre américain Thomas Szasz qui a écrit « *Le mythe de la maladie mentale* ». Ce mot camarade humain me paraît important dans l'appréhension du transfert social, du transfert de valeurs, comment finalement on peut prendre les êtres humains avec qui nous travaillons, comme des camarades humains. C'est cet esprit-là qui me semble-t- il anime Antonin Artaud dans la phrase suivante, mais qui touche Jacques Rivière, aussi « je souffre d'une effroyable maladie de l'esprit, ma pensée m'abandonne à tous les degrés depuis le simple fait de la pensée, jusqu'au fait extérieur de sa matérialisation dans les mots ».

Donc là, c'est vraiment une confidence faite à Jacques Rivière, cet éditeur, par Antonin Artaud qui est cruciale, qui témoigne justement qu'il s'agit de son être à lui, de la valeur de son être et que c'est pour ça qu'il écrit et c'est pour ça qu'il va défendre la publication, la reconnaissance de cet écrit qui témoigne de sa douleur d'être au monde. La perte, sa pensée l'abandonne. Donc voilà pour le problème, il s'agit de la perte de la pensée, la perte de la pensée qui est un problème social, humain, des camarades humains : nos pensées nous abandonnent régulièrement dans toute expérience humaine, dans toute vie humaine, nous sommes confrontés à cela, à la perte, *notamment* de la pensée. Cela est très prégnant dans la civilisation capitaliste binaire où il y a une opposition entre deux pôles, l'accumulation de capital d'un côté, la perte et la ruine de l'autre, la pauvreté, la perte de la propriété du moyen de produire et cela n'est pas sans lien avec le désarroi psychique, l'aliénation humaine, au moins le système de dépendance sociale du salarié envers le capital. Voilà en quoi j'essaie de faire lien entre la souffrance individuelle et le système social dans lequel nous sommes, qui alimente, qui produit cette souffrance. Dans la pensée, on perd tout le temps, tous les jours, toutes les minutes, on perd des pensées, et que donc cette dimension donnée par Antonin Artaud est universelle.

Voilà une question universelle qu'il porte : qu'est-ce que la pensée ? Comment nous perdons nos pensées, comment nos pensées sont en discontinuité, voilà ce qui échappe à la rationalité, et comment Marx justement a été aussi le théoricien de l'irrationalité avec justement cette question de forme-valeur. Alors « Mots, formes de phrases, direction intérieure de la pensée, réaction simple de l'esprit, je suis à la recherche constante de mon être intellectuel ». Voilà cette phrase forte d'Antonin Artaud, dont on peut dire qu'il s'agit d'une souffrance : il parle effectivement de maladie effroyable. On a vu donc : il confie là quelque chose, Artaud, sur la valeur de ses poèmes, mais avant tout sur la valeur de son être.

Donc il va falloir que Jacques Rivière, il y mette du sien. Voilà finalement, la pratique dans le transfert social : comment un camarade humain peut aider un autre camarade humain dans une souffrance dans le mental. Ce refus que Rivière a prononcé est violent. Il s'agit effectivement d'une reconnaissance de valeurs dans la vie sociale et nous y sommes confrontés quotidiennement, alors est-ce que Rivière va être à la hauteur de cette forme de traitement de cette effroyable maladie de l'esprit, de la pensée qui l'abandonne, de cette poursuite d'Antonin Artaud vers son être Intellectuel, voilà ce qui se joue dans cette correspondance publiée par Jacques Rivière dans la NRF en 1923 1924 et qui va débuter l'œuvre littéraire d'Antonin Artaud dans cette maison d'édition.

Le primat de la forme-valeur

Alors ce que nous apporte Artaud, c'est le fait suivant « lors donc que je peux saisir une forme si imparfaite soit-elle, je la fixe dans la crainte de perdre toute la pensée ». C'est-à-dire qu'il saisit donc une forme, une forme écrite, une forme verbale et que même si elle n'est pas parfaite et bien elle est nécessaire pour lui, et il la fixe, il fait fixation pour rassembler la possibilité de ne pas perdre toute sa pensée, c'est un point d'ancrage qui lui permet de parer à cette angoisse de perdre toute la pensée, donc c'est la question de la forme bien mise en évidence par Marx et par l'APPS tel que nous le développons aujourd'hui : quand on est dans un désert, on cherche d'abord une forme, quand on est dans un désert dans une perdition dans un effondrement, lorsque vraiment ça ne va pas, c'est un petit peu comme être dans le brouillard et bien on cherche une forme. La question de l'identité de l'être humain renvoie toujours à la question de trouver un semblable, quelqu'un qui nous ressemble un petit peu. Dans le monde dans lequel il est difficile de mettre un adjectif aujourd'hui, comment trouver des semblables dans le désert ? Donc pour Antonin Artaud, il y a cette forme, cette captation face au fait qu'il y a quelque chose qui ne fonctionne pas pour lui dans la vie avec le corps, qu'il a avec le corps qu'il a par rapport au mot, par rapport à la pensée qui lui sont rapporté par les autres, il y a quelque chose qui ne fonctionne pas. Il va être capté par une forme qui le fait vivre et qui le pousse vers une volonté, qui le pousse vers une puissance d'être. C'est bien la phrase « Lors donc que je peux saisir une forme si imparfaite soit-elle, je la fixe dans la crainte de perdre toute la pensée ». La fixation d'une forme état, d'un état, c'est quelque chose d'important, c'est-à-dire que l'on parle de l'État qui a à voir vraiment avec là aussi le collectif, l'état collectif. Mais partons de cet état personnel, *la fixation d'Antonin Artaud, de pouvoir fixer une pensée*, cela lui permet de fixer un état, un état donc quelque chose de stable dans une perdition et donc s'il y a cet état où sa pensée l'abandonne, où il y a une souffrance. Il va essayer donc de trouver un autre état, un autre état où il va essayer de saisir une forme. Saisir une forme donc c'est mettre la main sur quelque chose, c'est donc mobiliser son corps pour avancer dans ce qui pourrait parer à la souffrance, à la déperdition dans laquelle il se trouve, et que mettre la main du corps va venir se connecter avec les mots et avec les images, et avec le ressenti corporel avec ce que nous avons cerné à l'APPS comme MIC, mot, image, corps et comme des formes transformatrices.

Donc il s'agit de quelque chose qui va toucher le corps, qui va toucher la civilisation européenne à savoir la question du sacrifice, mais aussi l'incarnation du sacrifice qui est très présente dans l'œuvre d'Antonin Artaud, la tradition Judéo-chrétienne sur une base hellénique de la civilisation européenne, et donc en dessous, et d'ailleurs je signale là, dans cet exposé toujours orienté dans une dialectique individu / collectif, la critique importante d'Artaud faite par rapport à Marx lors de son voyage au Mexique. Artaud lorsqu'il va faire des discours sur la révolution, cela concerne l'attribution de la pensée, mais il y a aussi la question « comment pouvoir faire tenir un corps ? », comment la thérapie aussi dans ce genre d'effondrement, c'est de pouvoir produire un corps. Donc il fixe cette forme qui renvoie à la forme du corps et continue « Je suis au-dessous de moi-même, je le sais, j'en souffre, mais j'y consens dans la peur de ne pas mourir tout à fait ».

La bascule du consentement

là on a la question du « sous-homme » comment il se construit un moi Antonin Artaud et qu'il est en dessous de lui-même, qu'il est en dessous de ce moi et qu'il pourrait faire beaucoup mieux. Comment cela ne va pas. Là aussi c'est intéressant par rapport au traitement des dits dépressifs, comment ils se construisent un moi, au-dessous de leur moi, en quelque sorte un sous-homme, comment ils sont un peu le « sous-homme d'eux-mêmes » ou de quelqu'un d'autre, qu'ils le savent, qu'ils en souffrent, mais qu'ils ils y consentent. Ils y consentent parce qu'autrement, il y a cette peur de ne pas mourir tout à fait. La mort est toujours une séparation pour l'être humain, mourir tout à fait, c'est séparer. Mais dans une tentative de suicide, on peut se rater, on n'est pas sûr de mourir tout à fait. Il y a là un rapport chez Antonin Artaud, un rapport entre la séparation et la mort, séparation de la mort. Voilà ce qui ce qui l'empêche : la peur de ne pas mourir tout à fait et à partir de là comme souvent avec l'évocation de de la mort, il y a une bascule. Il y a une bascule dans son texte où il passe dans un autre rapport transférentiel envers Jacques Rivière. Il indique : « tout ceci qui est très mal dit et risque d'introduire une redoutable équivoque dans votre jugement sur moi ». Là on a donc quelque chose qui est aussi enseignant dans le transfert, qui est donc la valeur transférentielle. Il y a là l'affaire de la valeur dans ce transfert de valeurs, il y a un jeu de signification : on attribue une signification, une valeur et cette valeur, voilà ce qui le préoccupe dans le rapport avec

Jacques Rivière, donc il prend sur lui une certaine responsabilité d'introduire une redoutable ambiguïté, une redoutable équivoque qui est justement le moteur des poussée contraires. Est-ce que ça va pousser à ce que Rivière accepte ses poèmes, c'est-à-dire sa valeur d'être à lui Antonin Artaud et puisse le faire savoir au monde à travers la publication, tel est l'enjeu. Donc il y a cette position éthique-là qui est sous-jacente dans de façon très forte dans la correspondance avec Jacques Rivière que je vous encourage bien sûr à lire. C'est très enseignant et Antonin Artaud poursuit « C'est pourquoi par égard pour le sentiment central qui me dicte mes poèmes et pour les images aux tournures fortes que j'ai pu trouver, je propose malgré tout, ces poèmes à l'existence. Ces tournures, ces expressions malvenues que vous me reprochez, je les ai senties et acceptées. Rappelez-vous je ne les ai pas contestées. Elles proviennent de l'incertitude profonde de ma pensée. Bien heureux quand cette incertitude n'est pas remplacée par une inexistence absolue dont je souffre quelquefois »

Faire exister un corps : le rapport entre une privation et un besoin

Donc là, il s'agit vraiment d'une question d'être, d'une question d'identité. Comment cet être là d'Antonin Artaud revêt parfois une forme d'inexistence et que la fonction de ces poèmes c'est bien de traiter cette inexistence et qu'il y a là quelque chose d'important dans la tournure des phrases, des expressions imparfaites. Le point important, c'est que ces expressions imparfaites, ces images imparfaites, Antonin Artaud les a ressenties. Il les a senties dans son corps, que son corps peut ainsi exister et là on a cette boussole encore une fois du MIC, « mot, image, corps » et d'une valeur supplémentaire d'être dans la connexion faite par ces trois éléments : mot, image, corps et que là c'est clairement exprimé par Antonin Artaud, que certes, ces poèmes sont sans doute imparfaits. Certes ces poèmes, les recevoir par les autres est une question difficile, mais cruciale pour lui. Pourquoi est-ce crucial ? C'est que justement ces connexions faites entre les tournures mal à propos de ces formes poétiques et bien il les a ressenties lui dans son corps et que ça, cela fait exister son corps dans son rapport social, dans son rapport aux mots et aux images, qu'il trouve également chez les autres humains donc face à cette privation, privation c'est vraiment très intéressant puisque Rivière le prive de publication et Antonin Artaud va montrer les effets justement de la privation qu'il subit dans le mental, la privation de perdre sa pensée, sa pensée l'abandonne et pour parer à ça, il y a la création poétique pour lui qui noue les mots, des images et les corps et que face à cette privation, il y a donc une sensation d'être, une sensation de corps qui l'oblige lui au besoin, à vraiment l'importance, à vraiment la nécessité d'être publié au droit d'être publié, comment cette privation est ainsi traitée par la poésie et comment il revendique ce droit d'être au monde. L'important c'est donc non pas la question de la pulsion de vie, la pulsion de mort, mais ce le rapport à la destruction de l'être humain, comment justement il vit cette destruction à travers l'abandon de sa pensée.

Je conclurai par justement une allusion à la destruction faite par Marx dans son dernier chapitre du livre 1 du capital qui a pour terme la colonisation moderne, « le secret de la colonisation ou donc plutôt ce qu'il y a en dessous, ce secret découvert dans le Nouveau Monde et proclamé bien haut par l' économies politique de l'ancien monde ce secret c'est que le mode de production et l'accumulation capitaliste donc aussi la propriété capitaliste, implique nécessairement la destruction de la propriété privée fondée sur le travail personnel c'est-à-dire l'expropriation du travailleur », donc voilà cette boussole de la destruction de la propriété privée fondée sur le travail personnel, la destruction du travail personnel, comment Marx insiste donc, page 859 du Capital dans « cette théorie moderne de la colonisation » du chapitre 25 sur « l'opposition entre deux modes de production contraire dans les colonies se découvre la vérité sur les rapports et réalités capitalistes de la métropole, le capital n'est pas une chose, mais un rapport social entre des personnes médiatisées par des choses ». Voilà la boussole qui nous permet de saisir aussi un autre enjeu, celui de la publication.

Docteur Hervé Hubert

Quinzième conférence : *POLITZER & LA PSYCHOLOGIE CONCRÈTE*

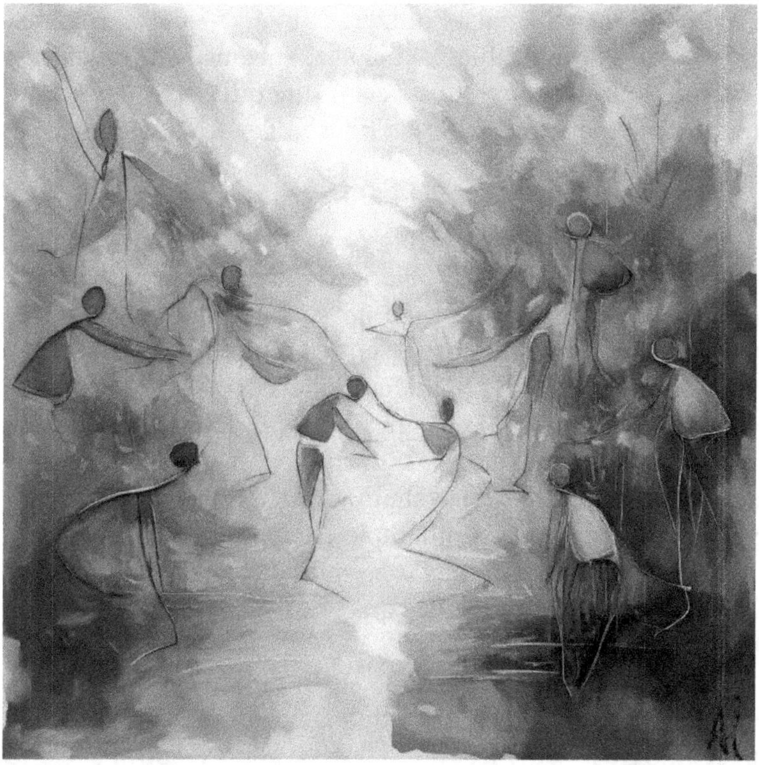

Oui bonjour,

je voudrais vous parler aujourd'hui de Georges Politzer et de son invention de la psychologie concrète.

Georges Politzer est un philosophe né en Hongrie, juif hongrois, qui a participé à la révolution bolchevique de Bela Kun en Hongrie et qui a ensuite migré via Vienne vers la France où il a eu un parcours universitaire rapide et brillant. C'est vraiment quelqu'un d'extrêmement brillant qui a apporté beaucoup de choses à la fois à la question psychologique et à la lutte également contre le nazisme. Il périra le 23 mai 1942, fusillé au Mont Valérien, en tant que résistant contre la barbarie nazie.

Alors George Politzer a eu beaucoup d'importance pour moi, étudiant en psychiatrie, j'avais dans ma poche non pas Freud ou Lacan, mais Politzer, à la fois ses « principes élémentaires de la philosophie » et surtout son travail sur « la psychologie concrète » c'est-à-dire qui est contenu dans un ouvrage paru en 1928 : « Critique des fondements de la psychologie ».

Beaucoup d'influence, au point que, avec l'acceptation de la direction de l'Elan retrouvé et du Conseil d'Administration de la Fondation. Elan retrouvé, le centre de consultation que je dirige en tant que chef de service, psychiatre, a pris ce nom de Centre George Politzer, Centre Psycho-Médical et Social de la Fondation Elan retrouvé. Il s'agit d'un centre qui est gratuit et qui accueille donc les personnes présentant une souffrance psychique, et qui souhaitent une aide psychothérapique que nous avons appelé justement psychothérapie concrète.

Alors donc nous allons reprendre dans cette conférence les éléments principaux qui justifient ce terme de psychologie concrète.

En 1928 donc, Politzer a 25 ans puisqu'il est né en 1903. Il publie en français « Critique des fondements de la psychologie » et met donc en avant ce projet d'une psychologie concrète.

Il pense, à l'époque, que la psychanalyse freudienne est plus particulièrement « Die *Traumdeutung* », c'est-à-dire la signification des rêves, le sens des rêves, allait dans le sens de cette psychologie concrète qu'il appelait de ses vœux.

L'appareil des poussées contraires

Il indique que justement, cette œuvre freudienne porte une inspiration nouvelle, contraire à celle de la psychologie classique. Il va trouver alors une vraie opposition entre la psychanalyse et la psychologie officielle, une opposition qu'il qualifie de forme irréductible de la psychologie, la psychologie abstraite et la psychologie concrète.

Ce qui est important aussi c'est de saisir toute la philosophie de pensée de Politzer que je reprendrai également dans une deuxième conférence sur sa critique du capitalisme et du nazisme.

J'ai dégagé un outil à partir de Politzer et d'autres philosophes et de ma pratique surtout, un outil que j'ai appelé l'appareil des poussées contraires.

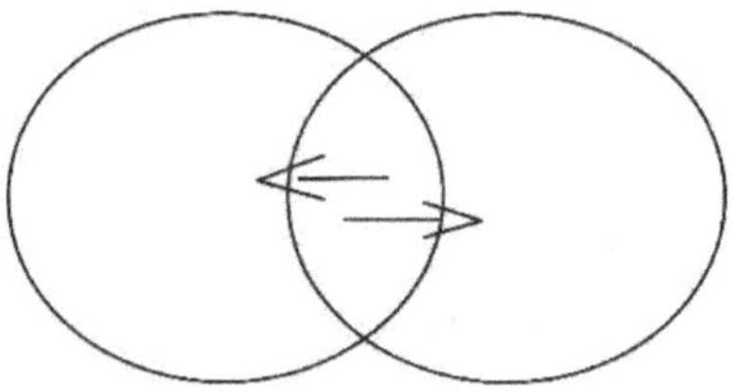

l'appareil des points communs

C'est-à-dire que l'important est dans l'intersection de deux ensembles, que dans l'intersection de deux ensembles il y a quelque chose qui pousse d'un côté, quelque chose qui pousse de l'autre.

Alors ce ne sont pas des ensembles métaphysiques abstraits, ce sont des ensembles que nous trouvons dans la vie concrète.

La vie concrète sociale est faite de contradictions, d'ambiguïtés, (« *ambigere* » : poussée d'un côté, poussée de l'autre), tel est ce que nous vivons tous les jours, l'ambiguïté sociale humaine, il s'agit de pouvoir l'analyser, de pouvoir faire l'analyse concrète des situations concrètes ainsi que Lénine nous le propose.

Alors j'ai fait un premier schéma où justement, si nous prenons l'ensemble de la psychologie de l'époque, la psychologie classique, et bien la psychanalyse se trouve à l'intersection de l'abstrait et du concret.

Donc il y a quelque chose de psychanalytique chez Freud qui va pousser d'un côté vers le concret, vers ce que Politzer appelle donc la tendance vers la psychologie concrète qui pour lui est nécessaire d'un point de vue scientifique et humain, et de l'autre côté il y a la psychologie abstraite.

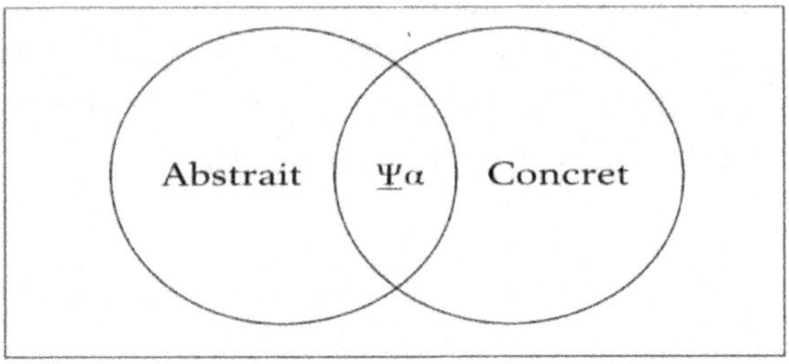

Donc la psychanalyse est entre les deux puisqu'on va voir que si Politzer dans un premier temps est extrêmement favorable à la psychanalyse (il va être en France l'un des promoteurs de la psychanalyse dans sa connaissance médiatique de l'époque), il va aussi être critique de Freud.

> « C'est en approfondissant la manière dont Freud pose les problèmes et conçoit sa méthode que nous sommes arrivés à dégager les principales caractéristiques de la psychologie concrète, et une fois en possession de ces exigences, elles nous ont permis de découvrir les démarches fondamentales de la psychologie classique comme le réalisme, le formalisme et l'abstraction. »

Le triptyque « Récit, drame, signification »

Donc Politzer prend les choses comme je disais de façon scientifique, rigoureuse, et il va analyser donc l'œuvre de Freud en 1928 en se basant surtout sur la science des rêves, sur l'analyse des rêves.

Alors il va louer donc effectivement l'aspect concret de la psychanalyse qui va quand même se faire, je dirais, un focus sur le récit, ça c'est un point extrêmement important que soulignera Lacan d'ailleurs, que Politzer a extrait de l'œuvre de Freud l'importance du récit.

Lacan parlera de linguistique et dira effectivement que Politzer avait anticipé cet aspect-là de la psychanalyse, de l'analyse d'un récit, d'un discours.

Alors je nuancerai en disant qu'il convient de voir aussi, avant tout, le récit comme un récit historique, de reprendre l'histoire de la personne et qu'il s'agit de reprendre l'histoire réelle, concrète, vécue, et là justement, c'est là où il y aura parfois des ambiguïtés avec l'œuvre freudienne, nous y reviendrons.

Alors Politzer développe l'idée originale du drame humain comme fondement, du drame humain éclairé par le récit de la personne.

Le récit en question écrit-il, est essentiellement un récit significatif, et la psychologie ne s'en occupe que précisément dans la mesure où il éclaire le drame. Donc on a un triptyque qui fonctionne très bien chez Politzer qu'il met en évidence pour bâtir sa psychologie concrète qui est récit, drame, signification, sens.

La personne finalement fait récit au psychanalyste d'un drame, du drame qui l'agit, qui le fait vivre, que ce drame va apparaître donc dans la relation avec le thérapeute pour y trouver une signification.

C'est une formule vraiment lumineuse, l'élément proprement dramatique n'est rien d'autre que la signification.

Donc il met en avant cela, mais auparavant, justement, il fait la critique positive, mais ferme de Freud, à savoir qu'il a, dans cette opposition entre abstraction et concret, trouvé qu'il y avait un obstacle qui poussait justement la psychanalyse vers l'abstraction, que ça la ramenait vers la psychologie classique. Et quelle est cette abstraction ?

La poussée contraire de l''abstraction de l'inconscient

C'est vraiment essentiel puisque pour lui l'obstacle abstrait c'est justement l'inconscient, donc découverte freudienne, donc c'est là où il y a une contradiction énorme dans l'apport de Georges Politzer de dire que la psychanalyse peut être le début d'une psychologie concrète, mais qu'il y a un obstacle qui est l'inconscient et surtout de donner sens à l'inconscient, or l'inconscient c'est le fondement de la psychanalyse !

Oui Politzer écrit donc toujours dans sa « Critique des fondements de la psychologie » en 1928 :

> « Il se trouve que cette psychologie concrète issue de la psychanalyse doit commencer par se retourner contre cette dernière et servir de principe à une critique interne, nous avons dû en effet constater chez Freud, surtout au moment de l'élaboration théorique des faits, un franc retour à l'abstraction. Ce retour est très net et nous en avons établi l'existence, non seulement par nos remarques faites sur les notions que Freud introduit dans la Traumdeutung, la science des rêves, mais surtout en montrant que les démarches classiques seules permettent de donner un sens à l'inconscient.
>
> Nous avons retrouvé ainsi à l'intérieur même de la psychanalyse l'opposition entre la psychologie concrète et la psychologie abstraite.
>
> L'obstacle qui ramène vers la psychologie abstraite est donc de donner un sens à l'inconscient. »

Il pense alors que les erreurs freudiennes représentent une étape nécessaire dans le développement de la psychologie concrète, insiste sur le fait que la psychologie concrète qui résulte de la psychanalyse est déjà actuellement vivante et qu'il existe dans la psychanalyse même un certain nombre de notions et d'explication qui, étant intégralement conformes aux exigences de la psychologie concrète, prouve par la même, sa vitalité.

Le destin d'un antagonisme

Donc il y a un espoir vraiment fondé chez Politzer à ce qu'il y ait un dépassement finalement de la contradiction et à ce que la poussée vers le concret l'emporte sur la poussée vers l'abstrait.

Mais encore une fois cet abstrait est très conséquent puisqu'il s'agit de l'inconscient et du donner sens à l'inconscient qui représente finalement l'œuvre freudienne, lorsqu'on parle de psychanalyse, on parle d'inconscient, c'est tout de suite ce qui vient à l'esprit.

Il y a donc quelque chose qui, on le verra un petit peu plus tard, devient antagoniste, c'est que les contradictions ne sont pas de simples contradictions avec une possibilité de dépassement, mais sont porteuses d'antagonisme, c'est-à-dire qu'il s'agit vraiment d'une opposition où il faut détruire l'un ou l'autre des deux opposés.

Mais tel n'est pas le point de vue de Politzer en 1928 et l'espoir pour sortir de l'erreur de l'inconscient est encore très fort chez lui.

Il indique quelque chose de tout à fait aussi intéressant, l'histoire d'une science ne se devine pas à priori et c'est à dire donc qu'il faut faire vivre cette science, il faut la faire vivre historiquement et non pas à partir d'une philosophie de l'histoire préétablie.

> « La psychologie ne pourra jamais revenir au réalisme et à l'abstraction le problème est maintenant posé sur un terrain tout à fait nouveau.
> Jamais elle ne pourra revenir, ni à la psychologie physiologique, ni à la psychologie introspective, deux obstacles qui barrent le chemin, qui barrent le chemin à ce retour, le béhaviorisme de Watson d'un côté et la psychanalyse de Freud de l'autre ».

En un mot, et quel que soit après l'imprécision de ces formules techniques et la résonance désagréable des formules de ce genre, Politzer indique : « *La métapsychologie a vécu et l'histoire de la psychologie commence* »

Alors là nous avons notre 3è outil, les poussées contraires, avec d'un côté la métapsychologie comme obstacle, comme poussée contraire et de l'autre côté donc le choix de la bêtise.

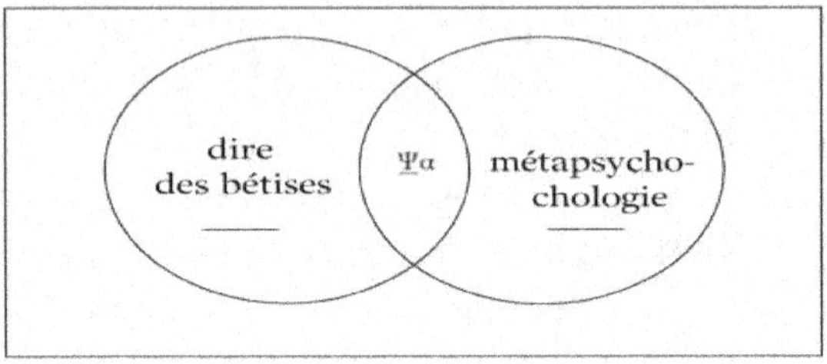

Là j'introduis quelque chose qui vient aussi finalement avec la psychanalyse, c'est-à-dire, et ce sur quoi Politzer insiste, qu'il s'agit dans la psychanalyse de dire ce qui vient à l'esprit, ce qui passe par la tête et que dire des bêtises c'est à partir de là qu'on va produire un savoir sur sa vie.

Alors il y a une opposition fondamentale là et la psychanalyse est donc au milieu entre métapsychologie d'un côté qui rime quand même avec métaphysique et puis dire des bêtises, l'invention freudienne, en tous les cas bien mis sous ces termes par Lacan, de dire tout ce qui vient à l'esprit, c'est quand même dire des bêtises, c'est placer l'axe du savoir sur le lapsus, sur l'acte manqué, sur le mot d'esprit qui sont donc dans la psychanalyse freudienne dès le départ.

Mais d'un autre côté il y a donc cette fameuse métapsychologie et cette métapsychologie, là aussi elle pousse vers l'abstrait et donc contre cette psychologie concrète que Politzer appelle de ses vœux, or de même que l'inconscient, la métapsychologie freudienne, le moi, le ça, le sur moi sont un autre pilier de la théorie psychanalytique.

Le fait psychologique et les conditions concrètes

Politzer met en avant chez Freud quelque chose qu'il nomme le « fait psychologique » et cela est important puisqu'il reprendra plus tard dans une critique plus sévère sur le fait psychologique comme « fait social » et non pas comme fait intrapsychique, autre critique de la psychanalyse.

Alors ce qui est important donc à partir de là, c'est qu'il remarque que chez Freud, ce dernier se concentre sur des faits précis qui sont dans l'histoire de la personne et non pas sur des généralités, sur des principes abstraits psychologiques, mais sur des faits précis et où il explique le fait dans sa particularité.

Il insiste par exemple sur l'oubli, l'oubli de quelque chose par une personne et cet oubli va perturber la personne, par exemple, il va chercher avec Freud donc les circonstances de cet oubli, précisément tel mot oublié par exemple, et que c'était précisément la personne qui l'avait oublié, c'est-à-dire qu'on voit qu'il y a la une personnification forte de ce fait psychologique qui va là venir, qui est mis en avant donc par Politzer, extrait chez Freud.

Il décuple en quelque sorte, il potentialise plus exactement ce qu'il y a chez Freud pour aller toujours vers ce concret de la personne, de la vie historique de la personne, des conditions sociales de la personne, les conditions concrètes.

Autre point donc, la critique de Politzer par rapport à la psychologie « critique des fondements de la psychologie », c'est la critique de l'introspection et Freud doit remplacer l'introspection par le récit.

Voilà ce qu'il écrit page 81 :

> « Le fait psychologique étant un segment de la vie d'un individu singulier, ce n'est pas la matière et la forme d'un acte psychologique qui sont intéressantes, mais le sens de cet acte, et cela ne peut être éclairé que par les matériaux que fournit, par un récit, le sujet lui-même ».

Donc il s'agit là d'aller vers la participation bien sûr de la personne, on ne va pas analyser sans l'expression, la valeur d'expression de la personne.

Il critique également quelque chose de très important qui est page 102 celle du postulat, c'est-à-dire :

« C'est donc avec raison que nous parlons de postulat puisque la croyance en question n'a pas pu être suggérée par l'expérience, attendu que, à cause de l'abstraction, la question n'a même pas pu être posée à la personne ».

Il n'y a pas de psychopathologie

C'est-à-dire que là, il y a une critique concernant la psychologie classique, mais que jusqu'à certains points on peut aussi retrouver dans la psychanalyse. Malgré tout, ce sont toujours des poussées contraires entre l'abstrait et le concret, et finalement dire qu'il ne faut pas partir d'un postulat, mais de la rencontre avec une personne pour éclairer avec elle sa logique de vie.

De même, autres points importants qui sont chez Politzer, qui encore une fois dépasse Freud, en disant que la psychanalyse ne cherche pas une entité psychique à réaliser, c'est-à-dire que la psychanalyse s'en tient à une signification alors que la psychologie classique cherche une entité psychique à réaliser, il n'y a pas d'entité psychique, c'est quelque chose que Lacan reprendra et qui va dans le sens justement d'aller dans, je pense, ce qui découle de l'enseignement de Politzer, à savoir qu'il n'y a pas de psychopathologie.

Enfin la question de l'interprétation ! Politzer insiste sur le fait que l'hypothèse de l'inconscient justement va vers une interprétation des faits tout à fait conforme au point de vue de l'abstraction.

Plutôt que d'interpréter en commun avec la personne ce qui lui arrive, Il y a donc ce postulat de l'inconscient qui fait interprétation et là on tombe donc dans un système psychanalytique.

Alors ce que je retiens concrètement, et je vais terminer là-dessus, puisque c'est ce que nous mettons en œuvre au centre Politzer dans notre approche de la psychothérapie concrète, c'est d'abord de partir du primat de la pratique, primat de la réalité, si on considère que la réalité c'est le transfert, comme dit Lacan, donc dans ce cas-là, ça va aussi, primat du transfert, primat de la pratique, primat de l'analyse des poussées contraires, de l'analyse des contradictions, d'analyse des situations concrètes et surtout partir donc du récit fait par la personne et analyser avec elle le sens d'un rêve, et là c'est la critique forte de Politzer sur Freud, en disant que Freud, finalement, dégage un contenu latent d'un rêve, mais que son contenu latent c'est valable pour Freud, mais ce n'est pas valable pour la personne.

Docteur Hervé HUBERT

GEORGES POLITZER

CRITIQUE DES FONDEMENTS DE LA PSYCHOLOGIE

LA PSYCHOLOGIE ET LA PSYCHANALYSE

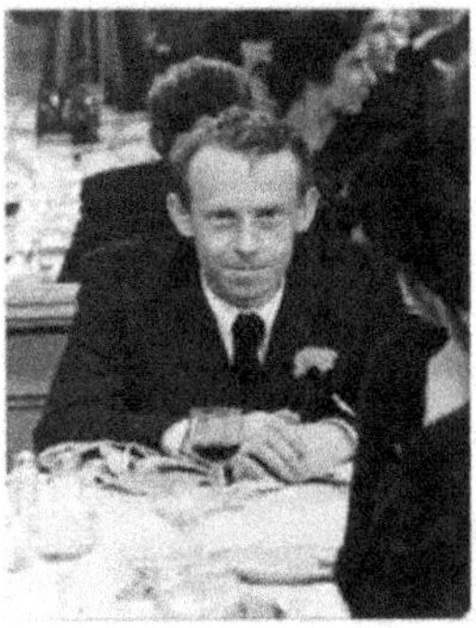

1928

Édition numérique hors-commerce

Seizième conférence :
POLITZER ET LA CRITIQUE DU CAPITALISME ET DU NAZISME

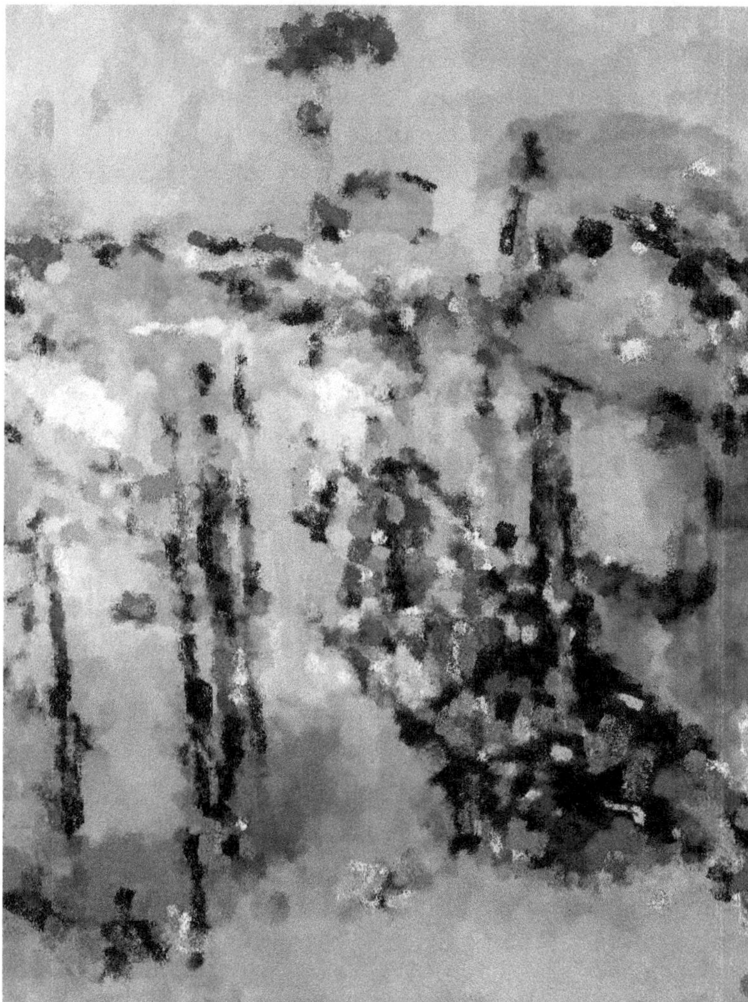

J'ai précédemment fait une conférence sur Politzer et la psychologie concrète, sur cet ouvrage paru en 1928 « Critiques des fondements de la psychologie » où Politzer invente donc cette psychologie concrète dont nous avons parlé.

En 1930 il adhère au Parti Communiste Français, et puis développe son activité de militant intellectuel du côté de l'économie marxiste.

Il ne va pas poursuivre son aventure du côté de la psychologie concrète, mais devenir un militant de la pensée marxiste extrêmement brillant, extrêmement juste également dans son combat qui, bien sûr, sera marqué par l'occupation nazie de la France et l'activité de la résistance.

Il créera en 1940 avec Jacques Decour et Jacques Salomon « *l'Université Libre* », une revue de résistance à l'occupant nazi et puis il publiera bien sûr son célèbre article de février 1941 dans le numéro 1 de « La pensée libre », « *L'obscurantisme au 20e siècle* », en réponse au discours de l'idéologue nazi Rosenberg qui était venu à Paris en novembre 1940 faire une conférence sous les titres « Sang et or » et « règlement de compte avec les idées de 1789 ».

Donc c'est une réponse à ce discours fait par l'idéologue nazi Rosenberg à l'Assemblée nationale en novembre 1940 et ça, c'est un événement très important, apportant une analyse profonde de Politzer sur cette question du fondement nazi.

L'intersection du rapport de la psychanalyse avec la critique du capitalisme et du nazisme

Aujourd'hui je vais faire une intersection donc entre finalement le Politzer de la psychologie concrète et ce militant philosophe, penseur critique donc du capitalisme et du nazisme. Je vais faire une intersection entre les deux en continuant le rapport, l'analyse du rapport de Politzer avec la psychanalyse, puisqu'on avait vu que justement, la fois dernière donc, il critiquait de façon positive la psychanalyse, mais plaçait quand même deux obstacles majeurs pour aller vers une psychologie concrète, à savoir donc, l'inconscient, le fondement de l'inconscient et le fondement de la métapsychologie.

Alors Politzer devient marxiste avec sa demande également d'adhésion au parti Communiste Français en 1930. Il se concentre beaucoup plus vers une philosophie marxiste, alors qu'en 1928 ce n'était pas le cas, il était plus influencé par Kant.

On retrouvait quand même déjà vraiment ces poussées contraires, cette analyse des contradictions très fortes.

La tromperie du freudo-marxisme

Alors il y a un changement radical en 1933 chez Politzer par rapport à la psychanalyse dans son article « Psychanalyse et marxisme, un faux contrerévolutionnaire : le freudo-marxisme ».

Donc là on a quelque chose de très intéressant, bien sûr, Politzer voit en 1933 le péril nazi se concrétiser avec l'accession au pouvoir d'Hitler en Allemagne, et que d'un autre côté, donc, il y a des théories qui tendent à faire connexion entre Freud et Marx.

« Jamais à aucun moment Freud n'a dépassé les limites de la culture bourgeoise littéraire et médicale contrairement par exemple à Marx et Engels, ainsi il n'a pas la moindre idée de la méthode dialectique », ça c'est un point important puisque en 1928, dans sa critique de Freud, Politzer parle beaucoup de dialectique, même s'il n'est pas encore marxiste.

Il parle beaucoup de la dialectique et de l'analyse des contradictions.

Alors, il critique justement là, un ouvrage d'un dénommé Jean Audard, qui donc met en avant justement le freudo-marxisme, à l'époque, et la critique de Politzer est très intéressante puisque Audard parle de la dialectique, du principe de plaisir et du principe de réalité.

Politzer : - « Le principe de plaisir et le principe de réalité sont des abstractions que l'on voudrait mettre sur le même plan que les principes fondamentaux des sciences, comme le principe de l'inertie, mais qui sont en réalité calqués sur le modèle des principes métaphysiques, comme le principe du bien et le principe du mal. »

Et là il y a une phrase très importante :

« Il ne suffit pas de se faire battre entre eux des principes abstraits pour être un dialecticien ».

C'est là où il est, à nouveau donc, pris par cette passion du concret, analysé cette fois par Marx, Engels et Lénine.

Ainsi poursuit Politzer : « Dans la sociologie psychanalytique, la lutte des classes est ramenée à un conflit idéal des instances psychanalytiques », et d'après lui, « l'apport de la matière est fermé à la psychanalyse. »

« D'une façon systématique, les psychanalystes ont ramené les conflits et les luttes réelles à des conflits n'existant que dans leur tête ».

C'est-à-dire que là on a aussi un point important, qui dépasse d'ailleurs la question de la psychanalyse, pour s'étendre aux sciences humaines en général. Il faut savoir que le fondement de la psychanalyse, analysé par Politzer, c'est que la psychanalyse déplace, et fait des substitutions, et que là, justement, la lutte des classes marxiste va être déplacée vers la lutte à l'intérieur des entités psychiques que Politzer critiquait justement du « ça, du moi, du surmoi », que sur ces entités il va y avoir un déplacement des conflits, que tous les conflits qui naissent, tout ce qu'on l'on vit dans le social, des conditions sociales de l'exploitation, vont être orientés vers un conflit personnel à travers l'histoire familiale, le complexe d'œdipe, tout va être ramené à ces points.

Donc là, le combat de Politzer justement, par rapport au capitalisme, c'est de dire que le capitalisme a trouvé en la psychanalyse son allié :

« Freud se sert de la théorie réactionnaire de l'énergie libidinale pour expliquer la problématique de l'humain ».

Et donc là, c'est aussi intéressant de dire que :

« Le matérialisme marxiste montre, derrière la vertu du bourgeois, la convoitise, l'avarice, la cupidité, la chasse au profit et les manœuvres à la Bourse derrière la philanthropie patronale des tentatives de corruption ».

Donc ça c'est l'analyse marxiste, mais : « Le psychanalyste, lui, ramène tout cela à la libido et comme il ramène aussi l'avarice, la cupidité, la chasse au profit et les manœuvres à la Bourse, le bourgeois se trouve ainsi absous de son humiliation, puisque tout cela dépend d'une énergie libidinale ».

Donc on a là quelque chose de fort dans la critique de l'idéologie psychanalytique, de l'idéologie bourgeoise, qu'il reprend dans une autre phrase de cet article :

« Les psychanalystes ont offert au bourgeois une autre compensation, ils leur disent : Nous dépouillons vos vertus, la vertu des bourgeois, mais ne vous en faites pas, nous en faisons autant avec le prolétariat ».

C'est-à-dire qu'il y a la tendance à ignorer donc les poussées contraires, les contradictions avec la psychanalyse, finalement freudo-marxiste, et de faire une équivalence entre tous les humains, que finalement tous les humains ont cette énergie libidinale, ont la cupidité etc, que le prolétaire aussi bien.

Alors en 1939, au moment de la mort de Freud, Politzer du coup lui fait un enterrement de première classe : « La mort de Sigmund Freud replace devant notre esprit la psychanalyse qui, en fait, appartient déjà au passé. »

Il décrit sa vision de l'histoire de la psychanalyse en décrivant trois périodes successives, une période d'élaboration, une période de grande controverse et de prestige croissant et puis une période d'insertion dans la science officielle et donc de décadence scolastique.

Au départ il note que la psychanalyse est combattue par les représentants de la psychiatrie universitaire, s'étend dans le milieu dit « cultivé », est à son apogée après la Première Guerre mondiale, puis qu'après la passion cesse, la résistance des psychiatres classiques tombe, la psychanalyse s'intègre à son tour dans la science officielle, cependant que chez ses représentants authentiques elle prend l'allure d'une véritable scolastique, libido, complexes, surmoi, etc., deviennent autant de clichés et les travaux psychanalytiques tournent en rond, en ruminant constamment les mêmes thèmes.

« La méthode de Freud n'a pas justifié les grands espoirs qu'elle a suscités ».

Il trouve caractéristique que, dans ses derniers ouvrages, Freud a déclaré, parlant de l'efficacité de la psychanalyse, qu'il n'était, comparé aux autres méthodes, que « *primus inter pares* », première parmi des semblables, finalement.

Donc là, on a quelque chose de fort dans l'attaque faite par Politzer, mais qui est vraiment fondamentale et qui montre bien le parcours psychanalytique, mais comme aussi une autre science humaine et non pas une science sociale justement, qu'il y a tout d'abord quelque chose d'une découverte qui bouleverse, qui bouleverse un ordre, qui bouleverse un ordre bourgeois particulièrement, mais dans un domaine bien précis finalement, celui de la sexualité notamment, et que cela fait un peu scandale.

Mais qu'ensuite tout cela rentre dans un ordre, et que le vœu de Freud a été d'intégrer la psychiatrie universitaire, le milieu universitaire, c'est-à-dire garant d'un ordre bourgeois justement, d'un rapport au savoir bien particulier qui exclut la personne.

Et que là on retrouve donc tous les éléments critiques faits par Politzer dans sa critique de la psychologie psychanalytique de Freud lorsqu'il mettait en avant la psychologie concrète.

On voit comment tout cela est lié, comment finalement se mettre à l'écart, mettre à l'écart les personnes réelles est fondamental dans la psychanalyse, et que la sociologie psychanalytique est terrible, dans le sens où elle essaie d'expliquer l'histoire par la psychologie alors que la psychologie, doit être expliquée par l'histoire, qu'il y a d'abord un transfert historique et qu'ensuite il y a des transferts personnels.

Donc là c'est aussi une remarque très forte de Politzer dans l'analyse de l'idéologie psychanalytique, qui finalement est le reflet de l'idéologie capitaliste, mais que c'est assez insidieux comme façon de prendre les choses. Ainsi, la psychanalyse, insidieusement, se fait complice de l'ordre bourgeois capitaliste.

Et ensuite, Politzer fait le lien aussi avec le nazisme en parlant de « *psychologie abyssale* ».

L'idéologie de la psychologie abyssale a nourri les mythes nazis

Il décrit la méthode de l'interprétation des rêves comme l'extraction, la lumière des matériaux fournis par le sujet, du contenu latent à partir du contenu manifeste. Et que justement, ce contenu latent dont on avait parlé, lors de la conférence précédente, est présenté par Freud comme une pénétration dans les profondeurs de l'âme du sujet, et c'est à cause de ce procédé que la psychanalyse est considérée comme une psychologie abyssale.

Donc la psychanalyse abyssale, la psychologie abyssale de Freud est appliquée à l'histoire des idées et c'est là où il va y avoir une intersection possible avec la question nazie puisque donc cette psychologie abyssale a alimenté un certain nombre d'éléments irrationnels sur la vie de l'âme, sur les mythes et la question du mythe, et que justement, en 1940, Rosenberg dont on parlait tout à l'heure, parlera avant tout du mythe et non pas de l'histoire, que ce qui est important chez les humains c'est le mythe et que « Sang et

Or », c'est le déplacement mythique, à la fois donc de l'or, du capital et du sang, du racisme. Mais donc Rosenberg va chercher dans les mythes cela.

Freud, bien sûr, on ne va pas le comparer à Rosenberg, mais il y a quelque chose où le mythe peut remplacer là aussi l'histoire.

Il y a donc une intersection qui est forte là, entre des effets idéologiques de la psychanalyse et un rapport avec le nazisme.

Alors ça peut paraître dérangeant, bien sûr, et Politzer a pu être qualifié de « délirant » par certains, que toute son œuvre est magnifique, mais que là, ça déconne grave.

Eh bien non !

Je ne suis pas d'accord avec cela, mais qu'au contraire nous devons aujourd'hui, par rapport au nazisme qui est quand même toujours très présent (on fera une conférence là-dessus une autre fois), il convient de tirer là aussi leçon de la réflexion politzérienne.

Politzer considère l'effet médiatique de l'exil de Freud à Londres pour faire retour sur des faits concrets qui révèlent un autre lien entre psychanalyse et nazisme, il écrit :

> « Il est vrai que l'on a souvent fait état dans les milieux psychanalytiques de l'exil de Freud, symbolisant la condamnation de la psychanalyse par les nazis.
>
> Certes, il y a eu des déclamations nazies contre la psychanalyse, il n'en est pas moins vrai que la psychanalyse et les psychanalystes ont fourni pas mal de thèmes aux théoriciens nazis, en premier lieu celui de l'inconscient.
>
> L'attitude pratique du nazisme à l'égard de la psychanalyse a été déterminée essentiellement par des raisons tactiques. En prenant des allures d'iconoclastes, les psychanalystes ont profondément heurté les sentiments des masses des classes moyennes, telle est la spécialité historique de l'anarchisme petit bourgeois.

En plus de la question raciale, c'est pour exploiter ce fait que le nazisme a dénoncé quelque peu le freudisme, mais cela ne l'a pas empêché, ni d'intégrer les psychanalystes parmi le personnel nazi, ni d'emprunter les thèmes de la doctrine freudienne ».

Donc là on a le fait historique également de la psychothérapie du IIIème Reich.

« Dans ces conditions Freud était mal outillé, au sens propre du mot, pour analyser correctement les faits nouveaux ou relativement nouveaux qu'il a pu signaler, et effectivement, plus la psychanalyse s'est développée, plus elle est tombée sous l'influence de courants idéologiques rétrogrades ».

Lacan élève de Politzer

Alors cela est quand même tout à fait confirmé par Lacan qui a été très critique envers une certaine psychanalyse.

Si Politzer dit, en 1939, que la psychanalyse est tombée dans une décadence scolastique, Lacan, au début des années 50 écrit que la psychanalyse est une astrologie un peu plus décente.

Donc on voit quand même la correspondance avec la décadence que souligne Politzer.

Et par rapport au nazisme, et par rapport à la psychanalyse, on retrouve dans l'ouvrage *Scilicet*, numéro 1 paru en 1968, dans l'article de Lacan « *De la psychanalyse dans ses rapports avec la réalité* », le fait suivant, il critique donc l'idée d'une norme, Lacan, ce n'est pas là le matériel comme on dit significativement et il fait un jeu de mot avec le matériel :

> « Là-dessus si vous entendez parler de la fonction d'un Moi autonome, ne vous y trompez pas, il ne s'agit que de celui du genre de psychanalyste qui vous attend 5e Avenue. Il vous adaptera à la réalité de son cabinet ».

Dans cet article, Lacan fait transition directe entre cette psychanalyse américaine et le nazisme, puisque dans la phrase suivante d'adaptation à la réalité du cabinet psychanalytique new-yorkais, il indique :

« L'on ne saura jamais vraiment ce que doit Hitler à la psychanalyse, sinon par l'analyste de Goebbels, mais pour le retour qu'on en a reçu, pour le retour qu'on a reçu de la psychanalyse : il est là ! ».

Donc là on a quand même quelque chose d'extrêmement fort, qui est très politzérien finalement, de lier certains points, pas tout bien évidemment, certains points psychanalytiques développés, avec cette question hitlérienne et nazie.

Alors l'analyse de Goebbels, ça reste pour moi encore une énigme, pour l'instant je n'ai pas trouvé qui était l'analyste de Goebbels, mais ce que l'on sait par contre, c'est que Goebbels avait été très influencé par le double neveu de Freud : Bernays.

Bernays, qui était donc le neveu à la fois de Freud, mais aussi de Martha, l'épouse de Freud, Martha Bernays, Bernays est quand même un sinistre personnage qui s'est nourri de la théorie psychanalytique pour écrire « *Propaganda* », qui va être une méthode pour se servir du désir humain afin de faciliter les profits capitalistes des grandes entreprises américaines.

Bernays s'illustrera aussi par une aide à la CIA dans les massacres faits au Nicaragua, là aussi pour défendre les compagnies américaines.

Or ce Bernays là, « Propaganda », Goebbels l'a lu, et ça c'est un fait historique que Goebbels s'est nourri de cette Propaganda du double neveu de Freud.

Donc il y a des points comme ça historiques qui sont intéressants à placer, non pas du côté d'une absence de dialectique, ni du côté d'un manichéisme du bien et du mal, mais au contraire dans le seul appareil intersectionnel que nous mettons en avant à l'APPS, à savoir donc les poussées contraires et ce qu'il y a de commun entre les humains ou entre les idéologies, ce qu'il y a de commun et qui pousse d'un côté, qui pousse de l'autre.

Docteur Hervé HUBERT

Bibliographie

Ouvrages cités dans la conférence :

Antonin ARTAUD, *Œuvres complètes*, tome 1, volume 1, Paris, 1976, NRF

Edward BERNAYS, *Propaganda*, 1928, Editions La découverte, Paris, 2007

Aimé CESAIRE, *Discours sur le colonialisme* Editions Réclame, 1950

François CHATELET, *Les années de démolition*, Paris, Hallier, 1975

Friedrich ENGELS, *L'Anti-Dühring*, 1878, Editions sociales, Paris, Gallimard, 2007

Michel FOUCAULT, *Les mots et les choses*, 1966, Gallimard, Paris

Sigmund FREUD, *L'interprétation du rêve* (Die Traumdeutung),1900, PUF, Paris, 2003

Sigmund FREUD, *La science des rêves*, (Die Traumdeutung, 1900), Paris, PUF, 2012

Sigmund FREUD, *Psychologie des foules et analyse du Moi* 1921, Payot, Paris, 2012

Richard von KRAFFT-EBING, *Psychopathia Sexualis*, 1886

Jacques LACAN, *Scilicet n°1,* Paris, Le Seuil, 1968

Claude LEVI-STRAUSS, *Mythologiques* t. IV, *L'homme nu*, 1971, Plon, Paris

Karl MARX, Friedrich ENGELS, *L'Idéologie allemande*, 1845, *Editions sociales*, Paris 1976

Karl MARX, Friedrich ENGELS, *L'Idéologie allemande*, Mega 1932, Editions sociales, Paris

Karl MARX, *Le Capital*, Livre I, (Das Kapital) 1867, Editions PUF, Paris, 2021

MARX Karl, *Les Manuscrits* de 1844, Messidor, Paris, 1990

Karl MARX, *Travail salarié et capital*, 1847, Editions sociales, Paris, 1962
Michel de MONTAIGNE, *Journal du voyage en Italie*, Paris, Folio, 1580
Georges POLITZER, *Critique des fondements de la psychologie,* 1928, Rieder puis PUF, Paris, 2003
Georges POLITZER, *Ecrits 2 Fondements de la psychologie,* Editions Sociales, Paris, 1962
Thomas SZASZ, *Le mythe de la maladie mentale*, Paris, 1961, Payot

Liens internet

- La souffrance du social dans le mental
https://youtu.be/WfLlSziAoLM,
Durée 13 : 28, publiée le 28 janvier 2023
- Les libertés de genres
https://youtu.be/XSEPfrliH8M?list=UULFzsIDBpclenyRdOJ3LnxTXg
Durée 24 : 22, publié le 11/02/2023
- L'outil Marx en analyse pratique psycho-sociale
https://youtu.be/yxb_ZiBG9mA?list=UULFzsIDBpclenyRdOJ3LnxTXg
Durée 8 : 55
- Le transfert du social dans le mental
https://youtu.be/Mb4l1sL9gKE?list=UULFzsIDBpclenyRdOJ3LnxTXg
Durée 30 : 18
- Opus 1. Passion poétique en forme d'enfant
https://youtu.be/YxXR28esO1g?list=UULFzsIDBpclenyRdOJ3LnxTXg
Durée 12 : 13
- Opus 2. Le blocage de la structure
https://youtu.be/7VjlmpLsR5M?list=UULFzsIDBpclenyRdOJ3LnxTXg
Durée 18 : 14
- Opus 4 L'obstacle de l'inconscient
https://youtu.be/4fJc794nTVM?list=UULFzsIDBpclenyRdOJ3LnxTXg
Durée 19 : 51
- L'amour, obstacle et moteur
https://youtu.be/g-0lbd-7HYI
Durée 26 : 57
- L'identification, moteur et obstacle
https://youtu.be/nNIPXMnv3t0?list=UULFzsIDBpclenyRdOJ3LnxTXg

Durée 19 : 18

- Le meurtre est toujours social

https://youtu.be/7uig-A1-CKk

Durée 39 : 09

- Le traumatisme est toujours social

https://youtu.be/D8y1DPklyhY?list=UULFzsIDBpclenyRdOJ3LnxTXg

Durée 36 :16

- Pratiquer avec l'analyse pratique psycho-sociale

https://youtu.be/SnUZpWi5ktc

Durée 19 : 27

- Les formes valeurs chez Antonin Artaud

https://youtu.be/E61YW7VFDHo?list=UULFzsIDBpclenyRdOJ3LnxTXg

Durée 28 : 10

- Politzer & la psychologie concrète

https://youtu.be/XHo2z8xTIgA

Durée 27 : 18

- Politzer et la critique du capitalisme et du nazisme

https://youtu.be/Yv9ynHChUTs

Durée 28 : 27

Sommaire

FÉDÉRATION GUADELOUPE
la ligue de l'enseignement
un avenir par l'éducation populaire

Un ouvrage publié dans le cadre de
L'Atelier Littéraire des Antilles
Créé par
La Ligue de l'Enseignement de la Guadeloupe

Structures éditoriales du groupe L'Harmattan

L'Harmattan Italie
Via degli Artisti, 15
10124 Torino
harmattan.italia@gmail.com

L'Harmattan Hongrie
Kossuth l. u. 14-16.
1053 Budapest
harmattan@harmattan.hu

L'Harmattan Sénégal
10 VDN SICAP AMITIE 3
BP 45034 Dakar-Fann
direction@senharmattan.com

L'Harmattan Cameroun
Tsinga/Derrière polyclinique FECAFOOT
BP 11486 Yaoundé
Jacques.koukam@harmattan.fr

L'Harmattan Burkina Faso
Villa 281, secteur 23 623, rue 14.32
Ouagadougou
zagbie@outlook.fr

L'Harmattan Guinée
Almamya, rue KA 028 OKB Agency
BP 3470 Conakry
harmattanguinee@yahoo.fr

L'Harmattan RDC
185, avenue Nyangwe
Commune de Lingwala – Kinshasa
matangilamusadila@yahoo.fr

L'Harmattan Congo
219, avenue Nelson Mandela
BP 2874 Brazzaville
deunovmikhael@gmail.com

L'Harmattan Mali
Immeuble Mgr Jean Marie Cissé
Aci Hamadallaye
BP 145 Bamako
syllaka@yahoo.fr

L'Harmattan Togo
Djidjole – Maison Amela
face EPP BATOME
02 BP 20680 Lomé
didieramela11@gmail.com

L'Harmattan Côte d'Ivoire
Résidence Karl – Cité des Arts
Abidjan-Cocody
03 BP 1588 Abidjan
harmattan.ivoire@gmail.com

L'Harmattan Bénin
Rue 604, (Immeuble à l'entrée
de la rue UCAO- Cite de Saint-Jean)
Cotonou
stepcorpus@gmail.com

Nos librairies en France

Librairie internationale
16, rue des Écoles
75005 Paris
librairie.internationale@harmattan.fr
01 40 46 79 11
www.librairieharmattan.com

Librairie des savoirs
21, rue des Écoles
75005 Paris
librairie.sh@harmattan.fr
01 46 34 13 71
www.librairieharmattansh.com

www.ingramcontent.com/pod-product-compliance
Lightning Source LLC
LaVergne TN
LVHW021210061026
849535LV00008B/2664
* 9 7 8 2 3 3 6 5 6 3 4 1 1 *